The role of tumor destroying enzymes in cancer treatment

Ronak Namdari

Top Ten Award International Network

Vancouver, BC CANADA

این کتاب توسط مرکز هماهنگی امور انتشارات بین المللی کشتی نوح مستقر در ونکوور کانادا در شبکه جهانی قرار گرفته است

آدرس دفتر مرکزی: بلوار پارک وی - شرق ونکوور - استان بریتیش کلمبیا - کانادا

تلفن Tel. +1-778-751-8127

وبسایت www.kashtinooh.com

پست الکترونیکی info@kashtinooh.com

Published by: Top Ten Award International Network
Vancouver, BC **CANADA**
Email: Info@toptenaward.net
www.toptenaward.net

Ordering Information:
Quantity sales. Special discounts are available on quantity purchases by universities, schools, corporations, associations, and others. For details, contact the "Sales Department" at the above mentioned email address.

The role of tumor destroying enzymes in cancer treatment, Ronak Namdari - 1st ed.
ISBN 978-1-77899-032-8 Paperback

www.ingramcontent.com/pod-product-compliance
Lightning Source LLC
Chambersburg PA
CBHW080323080526
44585CB00021B/2451
9781778990328

این کتاب توسط مرکز هماهنگی امور انتشارات بین المللی کشتی نوح مستقر در ونکوور کانادا در شبکه جهانی قرار گرفته است

آدرس دفتر مرکزی: بلوار پارک وی - شرق ونکوور - استان بریتیش کلمبیا - کانادا

تلفن Tel. +1-778-751-8127

وبسایت www.kashtinooh.com

پست الکترونیکی info@kashtinooh.com

بسم الله الرحمن الرحیم

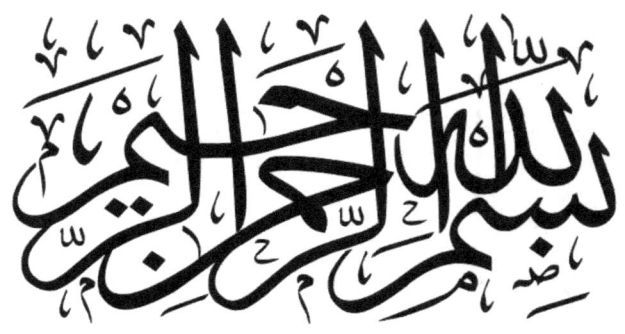

نقش آنزیم های تخریب کننده تومور در درمان سرطان

The role of tumor destroying enzymes in cancer treatment

فهـــرست

پیشگفتار :

سرطان، که تصور می شود قدمت آن به حدود ۱۲۰۰۰۰ سال قبل باز می گردد، به عنوان رشد کنترل نشده و غیر طبیعی سلول ها توصیف می شود. بر اساس داده های سال ۲۰۱۸ به دست آمده از سازمان بهداشت جهانی (WHO)و پایگاه داده انجمن سرطان آمریکا(ACS) ، تقریبا ۲۲.۴ درصد بیماران سرطانی مرد و ۱۸.۲ درصد زنان در محدوده سنی ۰ تا ۷۴ سال وجود دارد. سرطان ریه (۲.۰۹ میلیون مورد)، سرطان سینه (۲.۰۹ میلیون مورد) و سرطان پروستات (۱.۲۸ میلیون مورد) شایع ترین سرطان ها در سال ۲۰۱۸ هستند. سرطان های ریه، کبد و معده کشنده ترین سرطان ها هستند. از میان بسیاری از انواع سرطان، ریه، سینه، روده بزرگ، معده، پروستات و کبد حدود ۵۵ درصد از بروز جهانی را در سال ۲۰۱۲ به خود اختصاص دادند و انواع اصلی سرطان انتخاب شدند. اگرچه مکانیسم دقیق تشکیل سرطان ناشناخته است، اما مشخص است که سلول هایی که به آپوپتوز نیاز دارند سریعتر و کنترل نشده به رشد خود ادامه می دهند. طبق شواهد پروژه ژنوم انسان، سرطان به طور ژنتیکی به ارث می رسد و با جهش مشخص می شود. سیستم ایمنی با تومورها در تمام مرحله سرطان تعامل نزدیک دارد، درست مانند هر بیماری. سلول های ایمنی و سرطانی یک رابطه همزیستی دارند که هم از رشد تومور جلوگیری می کند و هم آن را تقویت می کند. این ویژگی اکنون به عنوان یک ویژگی متمایز در نظر گرفته می شود. ویژگی های سرطان برای اولین بار در سال ۲۰۰۰ شناسایی شد. این ویژگی ها برای ادامه سیگنال دهی پرولیفراتیو، مقاومت در برابر مرگ سلولی، جلوگیری از سرکوب سیستم ایمنی، فعال کردن تهاجم و متاستاز تعیین می شوند. در سال ۲۰۱۱ علاوه بر این ویژگی ها، دو ویژگی کلیدی نیز اضافه شد. برنامه ریزی مجدد متابولیسم انرژی و جلوگیری از تخریب سیستم ایمنی دو مورد از آنهاست. سلول های T سرکوب کننده سیستم

ایمنی، که یکی از ویژگی های متمایز سرطان است، با از بین بردن سلول های سرطانی امیدوار به درمان بوده اند. در مطالعات حیوانی، داروهای سرکوب کننده سیستم ایمنی و سایر استراتژی ها برای ایجاد یک وضعیت ایمنی خاص استفاده شده است. تنها چند نوع سرطان با استفاده از داروهای سرکوب کننده سیستم ایمنی شناسایی شده است که سرطان ناشی از اپیتلیال ۷۵ درصد موارد را تشکیل می دهد. داروهای سرکوب کننده سیستم ایمنی از رشد و تکامل طبیعی بیماران اطفال با تمام این عوارض جلوگیری می کنند. پروتکل درمانی سرکوب کننده سیستم ایمنی فعلی شامل استفاده ترکیبی از پردنیزون، آزاتیوپرین، سیکلوسپورین A است. استرس شدید همچنین اثرات منفی بر سرطان و سیستم ایمنی بدن دارد. تحقیقات روان شناسان نشان داد که گیرنده های بتا آدرنرژیک بر سلول های تومور و نورآدرنالین رشد تومور را تحریک می کند و استرس های روانی-اجتماعی تاثیر مستقیم دارند. نشانه امید در درمان سرطان ایمونوتراپی در بسیاری از موارد جایگزین درمان های سنتی سرطان شده است. با این حال، آن را به عنوان یک درمان قطعی در همه تومورها در نظر گرفته نشد، زیرا نرخ بازگشت بین ۲۰-۸۰٪ است، اما تا زمانی که بازگشت انجام شده است، پیشرفت زیادی حاصل شده است. تخریب مکانیسم سلولی در اثر عوامل شیمیایی، تشعشعی یا ژنتیکی علت این رشد کنترل نشده است. سیستم ایمنی به بدن ما کمک می کند تا با سلول های سرطانی که خارج از کنترل رشد می کنند و به بافت های دیگر آسیب می رسانند، مبارزه کند. با این حال، گاهی اوقات پاسخ سیستم ایمنی به آنتی ژن ها سرکوب می شود. سرکوب سیستم ایمنی می تواند توسط فرآیندهای سلولی ایجاد شود یا با استفاده از داروها در موارد خاص جراحی مانند پیوند ایجاد شود. سیستم ایمنی به دلیل سرکوب سرطان و ناتوانی در بیان کامل پاسخ، تومورهای خاصی را تحمل می کند در حالی که محافظت نشده باقی

می ماند. در این مورد، این سوال مطرح می شود که آیا می توان با شناسایی آنزیم های تخریب کننده تومور با استفاده از داروهای سرکوب کننده به درمان سرطان کمک کرد ؟ در این کتاب، نقش آنزیم های تخریب کننده تومور در درمان سرطان مورد بحث قرار گرفته است.

مقدمه :

بدن انسان از ترکیب تریلیون ها سلول ساخته شده است این سلول ها با هدفی مشخص بافت های مختلف بدن را تشکیل می دهند و پس از طی عمر مفید زوال یافته و از بین می روند و سلول های جدید حاصل از تقسیم جایگزین می شود. زمانی که یک سلول دچار جهش و تغییراتی شود که این روند طبیعی تقسیم، رشد و زوال را تحت تاثیر قرار دهد با تقسیم و تکثیر بیش از حد، توده ای سلولی در بافت ایجاد می کند که تومور نام دارد. تومور ها ممکن است خوش خیم یا بدخیم باشند، تومور های بدخیم قابلیت انتشار و سرایت به بافت های دیگر بدن و ایجاد آلودگی در آن را دارند، به این فرایند حمله سلول های آلوده به بافت های دیگر بدن و انتقال آن ها به بخش های دیگر بدن از طریق خون و لنف متاستاز می گویند.سرطان در اعضا و بخش های مختلف بدن علائم و ویژگی های متفاوتی را نشان می دهد. تکنیک های VMAT ، IMRTو درمان های استریوتاکتیکو FSRT ، SBRT، SRSکه امکان درمان انواع تومور های بدن مانند مغز، سر و گردن، قفسه سینه، گوارش و پروستات را فراهم می کند.عوامل سرکوب کننده سیستم ایمنی که عملکرد سیستم ایمنی را سرکوب می کنند به مکانیسم های مولکولی و سلولی تقسیم می شوند. سیستم ایمنی در بیماری سرطان قادر به انجام کامل وظایف خود نیست زیرا با سلول ها و ترشحات سرکوب کننده در ریزمحیط تومور مواجه می شود. در حالی که به نظر می رسد مکانیسم ها از ویژگی ضد تومور حمایت می کنند، اما با ایجاد محیطی برای رشد تومور بر درمان سرطان تاثیر منفی می گذارند. بیماران ممکن است به طور غیر منتظره بمیرند در حالی که به نظر می رسد در نتیجه این اثر منفی در حال بهبودی هستند. تحقیقات اخیر نشان داده است که می توان از روش های ایمنی درمانی و عوامل سرکوب کننده سیستم ایمنی در درمان سرطان استفاده کرد. مطالعات در حال انجام شامل واکسن

های ایمنی سرطان و رشد ایمنی در برابر ویروس های انکولوژیک است. عوامل غیر سمی که سرکوب سیستم ایمنی در میکرومحیط تومور را از تشکیل تومورها کنترل یا حذف می کنند به عنوان عوامل کنترل و پیشگیری کننده شیمیایی مورد استفاده قرار می گیرند. این عوامل به تعیین چگونگی اجتناب تومورها از درمان و توسعه استراتژی های درمانی کمک می کنند. اگرچه ایمونولوژیست ها و انکولوژیست ها هنوز در مورد این موضوع به اجماع نرسیده اند، تحقیقات در حال انجام است.در سال‌های اخیر دارورسانی هدفمند به تنهایی و در کنار ایمونوتراپی، روند بهبود بیماران سرطان ریه را به شکل قابل توجهی متحول کرده است. با این حال مطالعات بیشتری به دلیل بروز مقاومت در دارو درمانی هدفمند و تفاوت در پاسخ ایمونولوژیک افراد در رابطه با درمان سرطان نیاز می باشد. پیشرفت در اشکال مختلف این روش درمان و یافتن هدف های جدید در دارو درمانی سرطان ریه می تواند بیش از پیش نوید بخش زندگی بهتر برای بیماران و تقبل هزینه های کمتر برای جوامع بشری باشد. محققان امیدوارند که این امر درک آنها را از تاثیر داروی سرطان و سایر موارد افزایش دهد همچنین امیدواری هایی را در این مسیر به همراه داشته است. در ایران نیز پژوهش هایی در جهت یافتن منابع جدید تولید کننده آنزیم با ویژگی های جدید و اثرات جانبی کمتر به منظور درمان انواع سرطان، از سال ها پیش صورت گرفته و امیدواریم که این تحقیقات به مرحله بالینی و صنعتی برسد .

فصل اول : تعاریف ، کلیات و مفاهیم

سرطان نوعی بیماری است که در آن کنترل طبیعی مکانیسم های بقاء، تکثیر و تمایز سلول‌ها دچار اختلال می شود. سلول‌هایی که سرطانی شده‌اند، معمولاً آنتی ژن‌های سطحی را بروز می‌دهند که ممکن است از نوع جنینی باشند یا سایر علایم عدم بلوغ را نشان دهند. همچنین ممکن است سایر علائم ناهنجاری‌های کمی و کیفی کروموزمی شامل جابه‌جایی‌های مختلف و ظهور توالی‌های تکثیر یافته برخی ژن‌ها بروز کند. امروزه می‌دانیم که زیرمجموعه کوچکی از سلول‌ها موسوم به سلول‌های بنیادین تومور، در داخل یک توده توموری قرار دارند. این سلول‌ها علاوه بر این که دست خوش چرخه‌های مکرر تکثیر قرار می‌گیرند، ممکن است به محل‌های دور دست در بدن مهاجرت کرده و کلنی‌هایی را در اعضای مختلف تشکیل دهند این فرآیند، متاستاز نامیده می‌شود. به این ترتیب، این سلول‌های بنیادین تومور توان تشکیل کلنی دارند و مشخصه‌ی آنها، اختلالات کروموزومی است که ناپایداری ژنتیکی آنها را نشان می دهد. ناپایداری ژنتیکی به این سلول‌ها اجازه می‌دهد که نسبت به شیمی درمانی و پرتو درمانی مقاومت نشان دهند. فرایندهای تهاجمی و متاستاز وهمچنین یک سری اختلالات متابولیک ناشی از سرطان، موجب بیماری و سرانجام مرگ بیمار می‌شوند، مگر آن که بتوان توسط درمان، سرطان را ریشه کن نمود .

علل سرطان

در سال ۲۰۰۲، حدود ۱۱ میلیون مورد سرطان جدید و هفت میلیون مرگ ناشی از سرطان در سراسر جهان گزارش شد؛ در این سال تقریبا ۲۵ میلیون نفر با سرطان زندگی می‌کردند. پراکندگی غیر یکنواخت جهانی در وقوع سرطان، مرگ و میر و درجه شیوع آن در میان هشت مورد سرطان معمول (سرطان‌های ریه، سینه، روده بزرگ و روده راست، معده، پروستات، کبد، دهانه رحم و مری)، مشهود است و علت

آن احتمالاً به خاطر اندرکنش‌های پیچیده عوامل ریسک غیرقابل تغییر (مانند حساسیت ژنتیکی و پیرشدن) و عوامل ریسک قابل تغییر (مانند دخانیات، عوامل عفونی، رژیم غذایی و فعالیت فیزیکی) می‌باشد. در واقع، هنگامی که عوامل ریسک میان جمعیت‌های انسانی با تفاوت‌ها میان رفتارهای فردی، باورها و آیین‌های فرهنگی، شرایط اقتصادی-اجتماعی و سیستم‌های مراقبت درمانی در هم تنیده شود، بروز پراکندگی غیر یکنواخت جهانی سرطان امری غیرقابل اجتناب است .

میزان بروز، انتشار جغرافیایی و نحوه رفتار انواع خاص سرطان در ارتباط باعوامل متعدد شامل جنس، نژاد، زمینه ژنتیک و قرار گرفتن درمعرض مواد سرطان‌زای محیط است. ازاین عوامل، آخری احتمالاً مهمترین آن‌هااست. ثابت شده که تماس با پرتو یونیزان، یک عامل خطرساز مهم برای انواعی از سرطان، از جمله لوسمی‌های حاد، سرطان تیرویید، سرطان پستان، سرطان ریه، سارکوم[1] بافت نرم و سرطان‌های سلول پایه پوست می‌باشد. مواد سرطان‌زای شیمیایی (مخصوصاً آن‌هاکه در دود سیگار موجوداست) همچنین موادی مثل رنگ‌های آزو، آفلاتوکسین‌ها و بنزن به طور واضح مسئول القای سرطان در انسان و حیوانات قلمداد شده‌اند.

ویروس‌ها نیز مسئول برخی از انواع سرطان‌های انسانی شناخته شده‌اند به عنوان مثال، ویروس‌های هپاتیتB و C با بروز سرطان سلول کبدی مرتبط هستند؛ HIV همراه با لنفوم‌های هوچکین و غیر هوچکین می باشد؛ پاپیلوماویروس انسانی با سرطان دهانه رحم و ویروس اپشتین بار با سرطان نازوفارنکس مرتبط است. ایجاد سرطان ناشی از ویروس احتمالاً علاوه بر میزبان به فاکتورهای محیطی که فرایند

---

[1](sarcoma)، به تومورهای بدخیمی که سلول ها با پایه مزودرم یا بافت همبندی را هدف قرار دهد گفته می شود.

تغییر شکل سلول‌ها را تحت تاثیر قرار می دهند، بستگی دارد.

گروه دیگری از ژن‌ها، ژن‌های مهارکننده تومور، ممکن است حذف شوند یا آسیب ببینند،که نتیجه آن بروز نئوپلاستیک۱ می باشد .

سرطان در ایران

براساس آخرین بررسی‌های آماری واپیدمیولوژیک بعد از بیماری‌ها قلبی وعروقی وحوادث رانندگی، سرطان‌ها سومین عامل مرگ ومیردرایران به‌حساب می‌آیند. در کشورما سالانه بیش از۷۰۰۰۰ مورد به خیل بیماران سرطانی افزوده می‌شود و بیش از ۴۰۰۰۰ نفر نیز به کام مرگ می‌روند. در حال حاضر بیش از ۲۰۰۰۰۰ بیمار سرطانی در کشور وجود دارد (۸). افزایش سرطان مشاهده شده در ایران بیشتر ناشی از افزایش جمعیت از ۸/۱۳ میلیون نفر در سال ۱۳۱۸ به ۶۵ میلیون نفر در سال ۱۳۷۶ است . برآورد شده که سالانه بالغ بر ۳۵۰۰۰ مرگ ناشی از سرطان در کشور رخ می‌دهد که ایران را به عنوان دومین کشور پر مرگ و میر ناشی از سرطان در منطقه مدیترانه شرقی سازمان بهداشت قرار دارد. ایران دارای رتبه ی ۱۳۴ و ۱۶۳ به ترتیب در زنان و مردان در دنیا می‌باشد . مصرف روز افزون سیگار به ویژه در مردان باعث افزایش چشمگیری در سرطان ریه در سراسر جهان شده است. در ایران نیز سرطان ریه از ۶/۲٪ به ۱۴/۸٪ (چیزی حدود ۲برابر) افزایش نشان داده که با الگوهای جهانی قابل تطیبق است. میزان آن در مردان به ۸/۴ ٪ می رسد، حال آنکه در زنان (با توجه به الگوی مصرف سیگار در ایران) در طی این دوره چیزی حدود ۱٪ ثابت باقی مانده است .

[1] (neoplasia)یک توده غیر طبیعی بافتی ناشی از سلول و یا سلول‌هایی که رشد آن‌ها از سلول‌های اطراف بیشتر است.

خصوصیات سلول توموری

به طور کلی تفاوت سلول‌های سرطانی و سلول‌های طبیعی را می‌توان این گونه توصیف کرد:

ازدیاد کنترل نشده‌ی سلول‌ها
کاهش تمایز سلول‌ها
توانایی برای حمله به بافت مجاور
توانایی برای پایه ریزی تکثیر سلولی جدید در مکان های نابجای دیگر(متاستاز)
اما آنچه مسلم است، تمامی سلول‌های سرطانی ازدیاد سریعی ندارند. سرعت ازدیاد یا تغییر نوع سلول به طور گسترده‌ای تغییر می‌کند. لنفوماها و مخاط نرمال گوارشی هر دو سریع تر از سارکوماهای سخت تکثیر می یابند. در واقع تکثیر سلول‌های لوکمی در لوکمی حاد بسیار کمتر از ازدیاد پیش سازهای آن در مغز استخوان سالم است .تومورها می‌توانند خوشخیم یا بدخیم باشند. تومورهای خوش خیم سرطان نیستند. در اغلب موارد می‌توان این تومورها را برداشت و معمولا عود نمی‌کنند. سلول‌های تومورهای خوش خیم به سایر نقاط بدن گسترش نمی یابند و مهم‌تر از همه اینکه تهدیدی برای حیات فرد محسوب نمی‌شوند.تومور های بدخیم سرطان هستند. سلول های تومورهای بدخیم، غیر طبیعی بدون دستور یا کنترل تقسیم می‌شوند این سلول‌های سرطانی می‌توانند به بافت‌های اطراف تهاجم نموده و آنها را تخریب کنند، همچنین می‌توانند از تومور بدخیم جداشده و وارد گردش خون یا سیستم لنفاوی شوند. این فرایند که متاستاز نامیده می‌شود بیانگر نحوه گسترش سرطان از تومور اولیه به تومور جدید در سایر قسمت های بدن است

با استفاده از روش های فعلی درمان،$\frac{1}{۳}$ از بیماران با تیمارهای موضعی (جراحی یا

پرتودرمانی) بهبود می‌یابند. این تیمارها در صورتی که تومور در زمان درمان متاستاز پیدا نکرده باشد، کاملاً موثر خواهند بود. تشخیص زود تر می‌تواند منجر به افزایش موارد بهبود بیماران با استفاده از چنین درمان موضعی شود؛ اما در موارد باقی مانده، وقوع زودرس میکرومتاستاز مشخصه نئوپلاسم می باشد، به این مفهوم که یک برخورد سیستمیک همانند شیمی درمانی، جهت معالجه موثر سرطان لازم خواهد بود (غالباً همراه با جراحی یا پرتودرمانی). درحال حاضر،حدود ۵۰٪ بیماران دچار سرطان را می توان بهبود بخشید که شیمی درمانی در حدود ۱۵-۱۰٪ بیماران سهمی در بهبود دارد.

عصر شیمی درمانی بیماری های بدخیم در سال ۱۹۴۱شروع شد. در آن زمان هاگینز۱نشان داد که تجویز استروژن باعث عقب نشینی سرطان پروستات متاستاز دهنده می شود. در همان سال‌ها گیلمن و همکاران مطالعات بالینی روی خردل نیتروژن۲ انجام دادند و دریافتند که مکلورتامین۳ علیه بیمار هوچکین و لنفوسارکوما موثر است. این دو بیماری مشابه در سال ۱۹۴۹ با کورتیزون استات۴ درمان شدند و بهبودی بسیار خوب -اگرچه موقت - نشان دادند. دهه‌ی بعد با طراحی و کشف آنتی متابولیت ها همراه بود. متوترکسات۵ در سال۱۹۴۹، ۶-مرکپتوپورین۶ در سال ۱۹۵۲و۵-فلوئورویوراسیل۷ در سال ۱۹۵۷ معرفی شدند. از طرفی عوامل آلکیله کننده دیگر همانند ملفالان۸ و سیکلوفسفامید۹ در این دوره توسعه یافتند و

[1] Huggins

[2] Nitrogen mustard

[3] Mechlorethamine
[4] Cortisone acetate
[5] Methotrexate
[6] ٦-Mercaptopurine
[7] ٥-Fluorouracil
[8] Melphalan
[9] Cyclophosphamide

فعالیت داروهای طبیعی مانند اکتینومایسین۱، میتومایسین C۲ وآلکالوئیدهای وینکا مشخص شد. در طی دهه‌ی ۶۰ با کشف سیتوزین آرابینوزید۳، بلئومایسین۴، دوکسوروبیسین۵ و کارموستین۶ پیشرفت در همه‌ی زمینه‌ها ادامه یافت و ساختارهای تازه مانند پروکاربازین۷، داکاربازین۸ و کمپلکس های سیس پلاتین۹ بافعالیت بالا وارد کلینیک شدند .

یکی از موضوعات اساسی در شیمی درمانی سرطان، ایجاد مقاومت دارویی در سلول‌ها است. برخی از انواع تومورمانند ملانوم بدخیم۱۰، سرطان سلول کلیوی و سرطان مغز مقاومت "اولیه"، یعنی عدم پاسخ به اولین مواجهه با داروهای در دسترس، را بروز می دهند؛ به نظر می‌رسد وجود مقاومت دارویی ذاتی، ارتباط تنگاتنگی با ناپایداری ژنومی، که در اکثر تومورها دیده می شود، داشته باشد. برخلاف مقاومت " اولیه "، مقاومت "اکتسابی" در پاسخ به مواجهه با یک داروی ضد سرطان روی می دهد. مقاومت دارویی ممکن است نسبت به یک داروی خاص بسیار اختصاصی باشد که معمولاً با یک تغییر در سیستم ژنتیکی یک سلول تومور مانند افزایش بیان و یا تکثیر یک یا چند ژن همراه است .

فارماکولوژی پایه داروهای شیمی درمانی سرطان

هسته به عنوان محل واکنش این مواد با سلول‌های سرطانی مطرح است.آلکیلاسیون

---

۱ Actinomycin
۲ Mitomycin C
۳ Cytosine arabinoside
۴ Bleomycin
۵ Doxorubicin
۶ Carmustine
۷ Procarbazine
۸ Dacarbazine
۹ Cisplatin
۱۰ Malignant melanoma(سرطان سلول های مولد رنگدانه‌ی پوست)

را تعویض اتم هیدروژن با یک گروه آلکیل تعریف می‌کنند. آلکیلاسیون اسیدهای نوکلئیک با پروتئین‌ها شامل یک واکنش جایگزینی است که در آن یک اتم هسته دوست با یک گروه ترک کننده از عامل آلکیله کننده تعویض می‌گردد که این داروها با این مکانیسم عمل می‌کنند .

آنتی متابولیت‌ها

آنتی متابولیت‌ها ترکیباتی هستند که از بیوسنتز متابولیت‌های سلول و با استفاده‌ی طبیعی سلول از این متابولیت‌ها جلوگیری می‌کنند. تقریبا تمام موادی که در این رابطه کاربرد دارند، با متابولیت‌ها ویا کوفاکتورهایی مرتبط هستند که در بیوسنتز اسیدهای نوکلئیک دخالت می‌کنند. این عوامل معمولا ساختاری مشابه با همان متابولیتی دارند که آن را آنتاگونیزه می‌کنند. بسیاری از آنتی متابولیت‌ها مهارکننده آنزیم‌ها هستند. این مواد می‌توانند مانند سوبسترای طبیعی به جایگاه فعال آنزیم‌ها متصل شوند. مکانیسم دیگر این مواد اتصال به جایگاه‌های آلوستریک تنظیم کننده‌ی آنزیم‌ها است؛ بخصوص هنگامی که به محصول بیوسنتزی آن آنزیم شبیه باشند وتاثیر خود را از راه کنترل با فیدبک منفی بگذارند. برخی مواقع خود آنتی‌متابولیت باید از طریق آنابولیسم در بدن تبدیل به مهار کننده‌ی فعال شود. در سال ۱۹۴۰وودز و فیلدز[1] تئوری آنتی‌متابولیت‌ها را ارائه کردند، آنتی‌متابولیت‌هایی براساس مواد تغذیه‌ای مختلف شناخته شده تهیه شد. اولین آنالوگ پورین که فعالیت ضد توموری از خود نشان داد، ۸-ازاگوانین[2] بود که در سال ۱۹۴۵ توسط رابلین[3] سنتز شد. این ماده وارد آزمایش‌های کلینیکی شد، اما با آمدن مواد جدیدتر و موثرتر، مانند ۶-

[1] woods and Fields
[2] ۸-azaguanine
[3] Roblin

مرکاپتوپورین۱و ۶-تیوگوانین۲که توسط هچینگ والیان۳استفاده از آنها ادامه نیافت (۲).

هورمون‌ها

در دارو درمانی سرطان، علاوه براستفاده از داروهای متداول نظیر ترکیبات آلکیل کننده و ضد متابولیت‌ها، می توان در مواردی از تجویز هورمون‌ها نیز بهره گرفت. در اندام‌ها یا بافت‌هایی که به طور طبیعی وابسته به هورمون باشند، بعضی تومورها می توانند جهت رشد و بقاء خود به طورنسبی به همان هورمون‌ها وابستگی داشته باشند. وابستگی بعضی تومورها به هورمون برای اولین بار در سال ۱۹۸۶ توسط جورج بیتسون۴مطرح گردید وی نشان داد که با برداشتن تخمدان‌ها، تومورهای پستانی منتشر تحلیل خواهند رفت و در حقیقت با حذف منبع اصلی تولید استروژن در بدن، تومورهای پستان از این هورمون محروم خواهند گشت .هورمون‌های استروئیدی شامل استروژن‌ها، آندروژن‌ها، پروژسترون‌ها وگلوکوکورتیکوئیدها روی بافت‌های هدف خود در سطح رونوسی DNA تاثیر می‌گذارد. این تاثیرات، به طور کلی، باعث سرکوب عملیات الگوبرداری ژنتیکی می‌شود که فعالیت‌های سلولی را تحریک می‌کند.

فراورده‌های گیاهی

استفاده از گیاهان برای درمان بیماری‌های سرطانی به زمان‌های قدیم باز می گردد. دیوسکوریدس۵ در قرن اول میلادی استفاده از کلشی‌سین را برای این منظور شرح

---

[1] ٦-mercaptopurine
[2] ٦-thioguanine
[3] Hitching and Elion
[4] George Beatson
[5] Dioscorides

داده است. در سال های اخیر دانشمندان تصمیم گرفته‌اند گیاهانی را که در این مورد مشهورترند، تحت آزمایش‌های سیستماتیک قرار دهند. بدین ترتیب که اگر فعالیت دارویی در یک گروه مشخص شد، دیگر اعضای خانواده‌ی آن گیاه مورد بررسی قرار خواهند گرفت. رزین گیاه Podophyllum peltatum از مدت‌ها پیش برای درمان زگیل استفاده می‌شده است. امروزه مشخص گردیده که یکی از مواد تشکیل دهنده این گیاه پودوفیلوتوکسین[1] است که با تخریب میکروتوبول‌ها در مرحله میتوز از تقسیم آنها جلوگیری می‌کند. مشتقات اولیه‌ی پودوفیلوتوکسین فعالیت بالینی کمی از خود نشان می دادند، اما آنالوگ های جدیدتر مثل مشتقات اپی‌پودوفیلوتوکسین[2] یعنی اتوپوساید[3] و تنی پوساید[4] نتایج بسیار بهتری را در درمان از خود نشان دادند . اتوپوساید و تنی‌پوساید دو گلیکوزید نیمه سنتزی پودوفیلوتوکسین هستند و در انواع متعددی از سرطان‌ها از جمله سرطان ریه سلول های کوچک، تومور بیضه، بیماری هوچکین اثرات قابل توجهی از خود نشان داده‌اند (۳). هر دو این آنالوگ‌ها این تفاوت را با پودوفیلوتوکسین دارند که به جای جلوگیری از سنتز میکروتوبول‌ها، مهار کننده‌ی توپوایزومرازП[5]هستند. سلول‌هایی که در فاز S، G۲ هستند به این دارو حساس ترند .

آنتی بیوتیک‌های ضد سرطان

انجام آزمایش‌های غربالگری بر روی محصولات میکروبی، منجر به کشف تعدادی مهارکننده رشد شده است که ثابت گردیده که از لحاظ بالینی در شیمی درمانی

---

[1] Podophyllotoxin
[2] Epipodophyllotoxin
[3] Etopside
[4] Teniposide
[5] TopoisomeraseП

سرطان مفید می باشند. بسیاری از این آنتی بیوتیک‌ها با قرار گرفتن درمیان بازهای خاص به DNA متصل می شوند و ساخت RNA یا DNA جدید (یاهر دو) را مهار کرده، سبب تجزیه رشته DNA و اختلال در تقسیم سلول می شوند. تمامی آنتی بیوتیک‌های ضد سرطان مفید از نظر بالینی که امروزه در دسترس هستند، محصولاتی از سویه‌های گوناگون، استرپتومایسس۱ می‌باشند

داکتینومایسین۲

اکتینومایسین‌ها گروهی از ترکیبات طبیعی هستند که از دو زنجیره‌ی پلی پپتیدی قرینه‌ی متصل به یک حلقه‌ی فنوکسازون مرکزی تشکیل شده‌اند. اولین آنتی‌بیوتیک این گروه که مورد شناسایی قرار گرفت، اکتینو مایسینA بود. اثر سمی اکتینومایسین‌ها بر یاخته‌ها و فعالیت زیستی یاخته‌ها ناشی از قدرت و ظرفیت اتصال اکتینومایسن‌ها به زنجیره‌ی DNA می‌باشد این ترکیبات در نتیجه‌ی اتصال به زنجیره‌ی DNA وایجاد پیوند با DNA، رونویسی از DNA توسط RNA پلی مراز را متوقف می کند .

داکتینومایسین۳

اولین آنتی‌بیوتیکی که از محیط کشت گونه‌های خاصی از استرپتومایسس جداسازی گردید اکتینومایسینA بود بعدها انواع دیگری از آنتی بیوتیک‌های این گروه چون داکتینومایسین نیز به دست آمدند. در واقع داکتینومایسین از جمله اولین آنتی‌بیوتیک‌هایی می‌باشد که از سال ۱۹۵۴ به عنوان داروی ضد سرطان به کار گرفته شده است. امروزه در درمان از داکتینومایسین استفاده می‌شود. این دارو

---

۱ *Streptomyces*
۲ Actinomycins

۳ Dactinomycin (Dاکتینومایسن)

از Streptomyces parvulus بدست می‌آید. اثر بخشی آن در تومور ویلمز[1] اثبات گردیده و به عنوان یکی از اجزاء برنامه شیمی درمانی به کار می رود. این برنامه یا به عنوان عوامل کمکی به منظور تکمیل انجام عمل جراحی در مراحل اولیه بیماری و در مواردی که به پرتودرمانی نیازی وجود ندارد به کار گرفته می‌شوند. همچنین این دارو در درمان رابدومیوسارکوم[2]، تراخم بدخیم، به صورت داروی درمانی ترکیبی کاربرد دارد و همچنین داکتینومایسین یکی از موثرترین داروهایی است که در درمان کوریوکارسینوم[3] به جز در مورد بیماران با خطر کم تجویز می‌گردد. برای تجویز دارو در بزرگسالان مبتلا به کارسینوم بیضه، رحم، تخمدان، تومورویلمز، رابدومیوسارکوما، ۰/۰۱۵_۰/۰۱ mg/kg/day بصورت وریدی در دوره‌های حداکثر ۵ روز و به فاصله ۴-۶ هفته یکبار باید تزریق‌شود و یا ۰/۵mg/m۲ یکبار در هفته (حداکثر ۲ میلی‌گرم در هفته)، بمدت سه‌هفته تزریق می‌شود. این دارو سد خونی- مغزی‌عبور نمی‌کند و به مقدار کم متابولیزه می‌شود و دفع دارو عمدتا از طریق صفرا می‌باشد. کم خونی، اشکال در بلع و سوزش سردل، التهاب رکتوم، کاهش گلبول‌های سفید و پلاکت‌های خون، آنافیلاکسی از عوارض جانبی مهم این دارو به شمار می رود. ساختمان داکتینومایسین از یک حلقه‌ی فنوکسازون که به دو زنجیره‌ی پلی پپتیدی قرینه متصل می‌باشد تشکیل شده است . حلقه‌ی مسطح فنوکسازون بین جفت بازهای گوانین _سیتوزین مجاور هم در DNA در محلی که جزء گوانینی برروی زنجیره مقابل DNA قرار گرفته است مستقر می‌گردد. حال آن زنجیره‌های پلی‌پپتیدی در طول شیار کوچک مارپیچ امتداد یافته‌اند. نتیجه‌ی این عمل ایجاد یک پیوند پایدار بین داکتینومایسن وزنجیره DNA می‌باشد که منجر به توقف رونویسی از DNA پلیمراز

---

[1] Wilms Tumor

[2] شایع‌ترین تومور بدخیم اولیه ی کاسه‌ی چشم کودکان

[3] شکل بسیار بدخیم از سرطان تروفوبلاستیک بارداری

می‌گردد. RNA پلیمرازهای وابسته به DNA نسبت به اثرات سمی داکتینومایسین در مقایسه با DNA پلیمراز بسیار حساس‌ترند به علاوه داکتینومایسن سبب بروز شکستگی‌هایی در رشته های DNA می‌شود که این روند احتمالا یا از طریق مواد حد واسط (به صورت بنیان آزاد) صورت می‌گیرد و یا نتیجه‌ی عمل توپوایزومرازII می‌باشد . اثرات کشندگی این دارو بیشتر در فاز G۱ می‌باشد و اثرات کشندگی شبیه به میترامایسین را دارد. همچنین مقاومت به این دارو به دلیل افزایش تولید گلیکوپروتئین۱ می‌باشد .

آنتراسیکلین ها۲

آنتی‌بیوتیک‌های آنتراسیکلین که از Streptomyces peucetius var caesius استخراج می‌شوند، از مفیدترین داروهای ضد سرطان با سمیت سلولی می‌باشند. دوکسوروبیسین۳ و دانوروبیسین۴ دو دارو از این رده می باشند که سازمان غذا و داروی آمریکا۵آنها را تایید نموده و مورد مصرف قرار گرفته‌اند. چندین آنالوگ دیگر آنتراسیکلین وارد کار بالینی شده اند، از جمله ایداروبیسین، اپیروبیسین و میتوکسانترون. آنتراسیکلین‌ها از طریق چهار مکانیسم اصلی، تاثیر سیتوتوکسیک خود را اعمال می کنند: (۱) مهار توپوایزومراز II، (۲) اتصال قوی به DNA؛ تولید رادیکال‌های آزاد سمی کینون و رادیکال‌های آزاد اکسیژن از طریق یک فرایند احیا کننده آنزیمی و وابسته به آهن و اتصال به غشای سلولی برای تغییر در سیالیت و ا نتقال یون. هر چند مکانیسم اثر سیتوتوکسیک آنترا سیکلین‌ها به دقت روشن نشده

---

۱ P-glycoprotein
۲ Anthracyclines
۳ Doxorubicin
۴ Daunorubicin
۵ FDA

(ممکن است به نوع هر تومور بستگی داشته باشد)، اکنون به خوبی می دانیم که تشکیل رادیکال‌های آزاد، علت سمیت قلبی ناشی از آنتراسیکلین‌ها است در مصارف بالینی، آنتراسیکلین‌ها به صورت داخل وریدی استفاده می شوند. آنتراسیکلین‌ها توسط کبد، با احیا و هیدرولیز استخلافها، متابولیزه می‌گردند. شکل هیدروکسیله از متابولیت‌های فعال آن است، در حالی که در شکل آگلیکون غیرفعال می باشد. تا ۵۰٪ از دارو در مدفوع و از طریق دفع صفراوی دفع می شود و به این علت، در زمینه اختلال عملکرد کبدی کاهش دوز دارو لازم است. اگرچه آنتراسیکلین‌ها معمولاً طی یک برنامه ۳ هفته یک بار تجویز می شوند، اما مشخص شده که برنامه‌های جایگزین از قبیل دوزهای پایین هفتگی یا تزریق وریدی مدام ۹۶-۷۲ ساعته تاثیرگذاری بالینی یکسان با سمیت کمتری را نشان داده‌اند .

دانوروبیسین

تفکیک محصولات ناشی از کشت میکروب‌ها منجر به کشف تعدادی از عوامل متوقف کننده‌ی رشد گردید که یکی از آن‌ها دانوروبیسین است. دانوروبیسین از کشت گونه‌ی Streptomycespeucetius var caesius حاصل شده وآنتی‌بیوتیکی است که به عنوان داروی ضد سرطان به کار می‌رود. دانوروبیسین به تنهایی در ۵۰٪ از بیماران مبتلا به لوسمی غیر لنفوسیتیک حاد بهبودی ایجاد می‌کند اما اگر به همراه داروهایی مثل سیتارابین و ۶-تیو گوانین تجویز گردد میزان بهبودی تا ۸۰٪ افزایش می یابد.دانوروبیسین در فازS تقسیم‌سلولی فعال است. دانوروبیسین تمایل شدیدی برای اتصال به DNA دارد بخش غیر قندی مولکول به اسکلت قندی_فسفاتی DNA متصل شده و به این ترتیب انتهای امینی _قندی در شیار بزرگ DNA مستقر می‌گردد . استقرار این دارو در DNA منجر به ایجاد تغییرات زیست شیمیایی می‌گردد

به طوری که DNA پلی مراز و RNAپلی مراز وابسته به DNA هر دو مهار می‌شوند و در نتیجه ساخت DNA و RNA هر دو مهار می‌شود به دنبال آن پرتئین‌سازی نیز مهار می‌شود.این دارو در بزرگسالان به مقدار ۶۰-۳۰ میلی گرم دارو به ازائه هر متر مکعب سطح بدن در روز, به مدت دو یا سه روز یا هفته‌ای یکبار به صورت داخل وریدی یا روزانه ۱_۰/۸ میلی گرم دارو به ازائه هر کیلو گرم وزن بدن به مدت سه الی شش روز داخل وریدی تزریق شود.از عوارض جانبی دارو می‌توان به ترومبوسیتوپنی۱، لکوپنی۲، آنمی و
از عوارض گوارشی می‌توان به تهوع، استفراغ، بی‌اشتهایی، التهاب مخاطی، مسمومیت کبدی، نارسایی قلب ودرماتیت۳، سلولیت۴ و ترومبوفلبیت۵ در محل تزریق دارو اشاره کرد.

دوکسوروبیسین هیدروکلراید

دوکسوروبیسین جزءآنتی‌بیوتیک‌های آنتراسیکلینی است که از کشت گونه‌ی Streptomycespeucetius var caesius حاصل شده. خاصیت ضد توموری آن در درمان انواع تومور از جمله لنفوم‌ها, لوسمی‌ها, سرطان پستان, سرطان ریه سلول‌های کوچک و سارکوم بافت های نرم کاملا به اثبات رسیده است. دوکسوروبیسین از سدخونی-مغزی عبور نمی‌کند. این داروتوسط کبد متابولیزه شده و به متابولیت فعال تبدیل می‌گردد دفع آن عمدتا از طریق صفرا است. دوکسوروبیسین دارویی است که برای القاء درمان در انواع تومورهای دوران کودکی از جمله لوسمی حاد کاربرد

[1] کاهش تعداد پلاکت‌های خون به کمتر از ۱۴۰۰۰۰در هر میکرولیتر خون
[2] کاهش تعداد گلوبول‌های سفید در گردش خون
[3] التهاب پوست
[4] تجمع بدشکل چربی‌هایی که در سوخت وساز آنها اختلال ایجاد شده
[5] التهاب ووجود لخته در یک ورید سطحی که ناشی از عفونت ویا آسیب است

دارد. برای درمان لنفوم هوچکین در مراحل میانی وپیشرفته‌ی بیماری دوکسوروبیسین همراه با سایر داروها کاربرد دارد. دوکسوروبیسن احتمالا از فعال‌ترین داروهایی است که در درمان سرطان پستان و سرطان ریه با یاخته‌های کوچک به کار می‌رود. این دارو در مقادیر mg/m۲/day۷۵-۶۰ که هر ۲۱ روز یکبار یا ۳۰ـ mg/m۲/day۲۵ دردویاسه روزمتوالی که هر ۴ـ۳ هفته به صورت وریدی در بزرگسالان تکرار می‌شود برای درمان لازم است. این دارو باعث نارسایی مغز استخوان به خصوص کاهش تعداد نوتروفیل‌ها و پلاکت‌ها و تب ناشی از کاهش نوتروفیل‌ها، سمیت قلبی از جمله مشکلات عمده‌ی این دارو است. تصور می شود که کروموفور در بین بازهای مزدوج و به حالت عمود بر بازهای طویلDNA قرار می‌گیرند. در این حالت قند آمینی دوکسوروبیسین با فسفات قندیDNA واکنش می‌دهد. علاوه بر جایگزینی فوق اثرات پیچیده‌تری وجود دارد که شامل انقباض کروماتین ومهار ساخت DNA وRNA می‌گردد . مولکول DNA ممکن است به وسیله بنیان‌های آزاد تولید شده توسط سیتوکروم P-۴۵۰ ردوکتاز تخریب شوند. تولید این بنیان‌ها در حضور NADPH صورت گرفته ومنجر به ایجاد بنیان‌های واسطه‌ی نیمه کتونی می‌شود بنیان مذکور با اکسیژن واکنش داده و موجب ایجاد سوپراکساید می‌گردند که این ترکیب عامل تخریب غشاء یاخته‌ای و شکستن DAN می‌باشد. انتقال غشایی این دارو از طریق انتشار آزاد داروی غیریونیزه بوده و بهpH محیط بستگی دارد از سوی دیگر گلیکو پروتئین P-۱۷۰ به طور فعال بر برون‌ریزی دارو از یاخته اثر می‌گذارد ثابت شده است که کلیه‌ی فرایندهای اتصال به DAN,تشکیل بنیان آزاد, اتصال به غشاء و شلات یون فلزی با مصرف این دارو اتفاق می‌افتد. دارو بر حسب مقدار مصرف آن بر تقسیم غیرمستقیم اثر گذاشته و منجر به وقفه کامل آن گردیده وممکن است تخریب DNA توسط توپوایزومرازII را ممانعت نماید.

میترامایسین[1]

میترامایسین یا پلیکا مایسین[2] آنتی‌بیوتیکی از گروه آرئولیک اسید[3] است (۲)، که به وسیله Streptomyces plicatus و Streptomyces argillaceus تولید می‌شود. این دارو به سرعت و در همان دو ساعت اول از خون محومی‌شود دفع ادراری آن نیز به سرعت انجام می‌شود. این دارو از سد خونی_مغزی عبور می‌کند. این دارو در درمان کارسینوم بیضه تجویز می‌شود. به عنوان داروی ضد سرطان روزانه ۰/۰۳_۰/۰۲۵ میلی‌گرم دارو به ازائه هر کیلوگرم وزن بدن طی مدت چهار الی شش ساعت به صورت تزریق وریدی تزریق می‌شود و طول دوره‌ی درمان ۸-۱۰ روز است. شایع‌ترین عارضه‌ی این دارو عوارض گوارشی آن است که به صورت بی‌اشتهایی، تهوع، استفراغ، اسهال، التهاب حفره دهانی بروز می‌کند.این دارو به DNA متصل می‌شود و هم چنین ضمن مهار RNA درون سلولی از ساخت آنزیمی RNA جلوگیری می‌کند . اتصال دارو به DNA در حضور یون منیزیوم و یا سایر کاتیون‌های دو ظرفیتی مسئول بروز روند گفته شده می‌باشد.این دارو غلظت خونی کلسیم را کاهش می دهد که این اثر به خاصیت ضد توموری آن مربوط نمی‌شود. همچنین این دارو بر روی یاخته‌های استخوان خوار[4] اثر کرده و عملکرد هورمون پاراتیروئید را مهار می‌کند؛ مهار RNA پلی مراز وابسته به DNA موجب عدم پاسخ دهی کامل یاخته‌های استخوان خوار به هورمون پارا تیروئید می‌گردد .

---

[1] Mithramycin
[2] Plicamycin
[3] Aureolic acid
[4] Osteoclastاستئوکلاست

بلئومایسین

بلئومایسین از مهمترین داروهای ضد سرطان می‌باشند که توسط اومزاوا[1]وهمکارانش کشف شدند. این ترکیبات در واقع محصولات تخمیری هستند که از کشت Streptomyces verticillus بدست می‌آیند (۲). بلئومایسن گروهی از گلیکوپپتیدهای بازی هستند که گروه الکیل‌آمین انتهایی آن‌ها با هم تفاوت دارد لذا اثرات سمی و ضدتوموری آن‌ها نیز متفاوت‌اند. هسته‌ی مولکول بلئومایسین از اسید بلئومایسینیک تشکیل شده است افزودن آمین‌های مختلف به حاصل تخمیر منجر به تولید بیش از ۲۰۰ نوع بلئومایسین مختلف شده است .ترکیبات اولیه بدست آمده از این باکتری شامل بلئومایسینA۲ و بلئومایسین B۲ بوده است .

بلئومایسین سولفات

دارویی که درحال حاضر مصرف می‌شود مخلوطی از گلیکوپپتیدهای شلات کننده‌ی مس که مرکب از دو داروی بسیار شبیه به هم یعنی بلئو مایسینA۲ و بلئومایسین B۲ می‌باشد. بلئومایسین بعد از تزریق زیر جلدی یا عضلانی به خوبی جذب می‌شود. ۴۵_۷۰٪ دارو طی ۲۴ ساعت ازطریق ادرار دفع می‌شود. طی مطالعات انجام شده این دارو به تنهایی در ۲۶٪بیماران مبتلا به تومور راجعه و متاستاز دهنده‌ی سر و گردن موفقیت‌آمیز بوده همچنین در درمان کارسینوم یاخته‌های سنگفرشی دهانه رحم این دارو به تنهایی در ۱۰٪ موارد موفق بوده. بلئومایسن از رایج‌ترین داروهایی است که در درمان‌های ترکیبی تومور بیضه و لنفوم‌ها کاربرد دارد. در بیماری هوچکین، سرطان سلول‌های‌سنگفرشی، لنفوسارکوما و سرطان بیضه به صورت‌داخل‌عضلانی، وریدی و زیرجلدی ۰/۲۵-۰/۵u/kg و یا ۱۰-۲۰ u/m۲ یک و یا دو بار در هفته و یا به صورت

---

[1] Umerzawa

انفوزیون داخل وریدی بطور مداوم ۰/۲۵u/kg و یا۱۵ u/m۲ در یک روز به‌مدت چهار تا پنج روزتجویز می‌گردد. در سرطان سلول‌های سنگفرشی سروگردن و همچنین در سرطان رحم از راه انفوزیون در شریان موضعی۶۰-۳۰ u/day در مدت ۲۴-۱ ساعت‌مصرف می‌گردد. سمیت‌ریوی با مصرف طولانی مدت بلئومایسین بروز می‌کند.مهمترین عارضه ایجاد سوختگی و زخم در محل تزریق است.بلئومایسین‌ها دارای اثرات زیست شیمیایی بسیار جالبی بوده وخاصیت ضد سرطانی این ترکیبات به علت توانایی آن‌ها در قطعه قطعه کردن DNA می‌باشد مطالعات In vitro نشان می‌دهند که بلئومایسین سبب تجمع یاخته‌ها در G۲ در چرخه ی سلولی می‌شود لذا بسیاری از این یاخته‌ها دچار نابجایی کروموزمی (فامتنی) از قبیل شکستگی کروماتیدها, ایجاد شکاف و قطعه قطعه شدن DNA می‌شوند. همان طور که در مرحله‌ی جابه‌جایی نیز ممکن است این پدیده صورت گیرد. متلاشی شدن DNA توسط بلئومایسین از طریق تولید بنیان‌های آزاد به کمپلکس( )Bleo-Fe IIصورت می‌پذیرد. در حضور O۲ و یک عامل احیا کننده نظیر دی‌تیوتریتول, کمپلکس بلئومایسین_فلزی فعال شده و به عنوان یک فرواکسیدازالکترون را از Fe(II) به اکسیژن مولکولی انتقال می‌دهد تا گونه‌های فعالی از اکسیژن ایجاد شود. همچنین معلوم شده که کمپلکس فلز_بلوئومایسین می‌توانند به وسیله‌ی واکنش با آنزیم NADPH_CP۴۵۰ ردوکتاز فعال شود. بلئومایسین از طریق پایانه آمینی پپتید به DNA متصل شده و کمپلکس فعال شده سبب تولید بنیان‌های آزاد می‌گردد که مسئول قطع زنجیره DNA می‌باشد.

میتومایسین‌ها[1]

میتومایسین‌ها آنتی‌بیوتیک‌های ضد سرطان هستند که برای اولین بار در سال ۱۹۵۸ به‌وسیله‌ی واکاکی[2] وهمکارانش از Streptomyces caespitosus بدست آمدند در ساختمان این ترکیبات علاوه بر اورتان ویک گروه کینونی, حلقه‌ی میتوزان نیز وجود دارد که هر کدام از این گروه‌ها می‌توانند با DNA پیوند برقرار کنند .

میتومایسین C

میتومایسینC آنتی‌بیوتیک ضدسرطان است که از باکتری Streptomyces caespitosus بدست می‌آید. متابولیسم میتومایسین عمدتا در کبد صورت می‌گیرد. نیمه عمرآن در مرحله نهائی حدود ۵۰ دقیقه بوده دفع آن کلیوی است. این دارو یکی از اجزاء مهم شیمی درمانی سرطان معده است همچنین بعضی از سرطان‌های پستان به این دارو خوب جواب می‌دهند. درمان سرطان ریه از نوع غیر یاخته‌ای کوچک، میتومایسین به همراه وین‌دزین, ایفوسفامید, سیس‌پلاتین از جمله داروهای فعال هستند. این دارو به میزان ۱۰-۲۰ mg/m۲ به صورت مقدار واحد هر شش- هشت هفته یکبارتزریق وریدی می‌شود. مقدار مصرف در نوبت‌های بعدی بر مبنای تعداد پلاکت‌ها و لکوسیت‌ها تعیین می‌گردد. وقوع مواردی از کم خونی همولیتیک ناشی از اختلالات عروق کوچک, نارسای‌های دیر رس مغز استخوان، مشکلات ریوی, تهوع, استفراغ, نکروز موضعی در اطراف محل تزریق, التهاب حفره‌ی دهانی از عوامل دیگر این دارو است. این دارو به‌خودی‌خود بی‌اثر بوده و به نظر می‌رسد که نوع فعال آن متابولیت حاصل از یک واکنش بیوریداکتیو آلکیلاسیون[3] می‌باشد .میتومایسینC پس

---

[1] Mitomycins
[2] Wakaki
[3] Bioreductive alkylation

از احیای آنزیمی گروه کینونی در درون سلول و از دست دادن گروه متوکسی به یک ترکیب آلکیل‌کننده تبدیل شده و ساخت DNA را مهار می‌کند در این حالت دارو متناسب با گوانین و سیتوزین موجود در DNA با آن پیوند جانبی ایجاد می‌کند. زنحیره جانبی کاربامات و کربن شماره یک ازیریدین در این مورد به شدت فعال می‌باشند. همچنین این ترکیب ممکن است بنیان‌های آزادی چون هیدروکسیل و سوپراکساید ایجاد کند و در نتیجه احتمالا برای یاخته‌های کم اکسیژن سمی باشد. این دارو در انتهای G۱ و ابتدای فازS چرخه‌ی سلولی اثر خود را می‌گذارد و نیز این دارو روی ساخت RNA و پروتیئن‌سازی اثر کرده و باعث توقف آن می‌شود. میتومایسین C را می‌توان جزء داروهای الکیله کننده دسته‌بندی کرد .

استرپتوزوستین

استرپتوزوستین ازکشت Streptomyces achromogenes subsp. Streptozoticus بدست می‌آید.

این ماده به راحتی در آب یا نرمال سالین حل می‌شود . بررسی متابولیت‌ها نشان دهنده‌ی تصفیه‌ی سه مرحله‌ای از پلاسما با یک فاز کوتاه ابتدایی است. پس از تزریق سریع، دارو در مدت کوتاهی از پلاسما حذف شده و نیمه‌عمر آن ۳۵ دقیقه است. استرپتوزوستین تنها برا ی کارسینومای متاستاتیک سلول‌های جزیره‌ای لوزالمعده استفاده می‌شود. حدود دو سوم از بیمارانی که دارو را مصرف می‌کنند، عوارض کلیوی را تجزبه می‌نمایند. مصرف زیاد آب برای کاهش این عوارض توصیه می‌شود. تهوع و استفراغ در بیش از۹۰٪ از بیماران اتفاق می‌افتد که معمولا موجب توقف استفاده از دارو می‌شود. استرپتوزوستین خودبه‌خود تجزیه می‌شود و یک یون تشکیل می‌دهد که DNA را آلکیله و سنتز DNA های جدید را مهار می‌کند به علت داشتن گروه

قندی شبیه گلوکز، این دارو توسط پانکراس تغلیظ شده و عمده اثرات خود را در آنجا می‌گذارد .

اکتینومیست‌ها

براساس مطالعات انجام شده به نظرمی‌رسد که آخرین جد مشترک اکتینوباکترها که از آن منشاء گرفتند به حدود ۱/۵-۲ میلیارد سال قبل زمانی که برای اولین بار اتمسفر زمین دارای اکسیژن شد، برمی‌گردد (۲۳). این باور وجود دارد که اکتینومیست‌ها حدود ۴۴۰ میلیون سال قبل بلافاصله پس از ظهور گیاهان سبز بر روی زمین و همزمان با افزایش سریع اکسیژن تا میزان کنونی، اشتقاق یافتند. این امر منعکس کننده این ویژگی از اکتینومیست‌ها است که این باکتری‌ها به ویژه در استفاده از بقایای گیاهی سخت تجزیه‌پذیر به خوبی سازگار شده‌اند و دارای سیستم‌ها و ژن‌های بسیاری در رابطه با مکانیسم‌های مقابله با استرس اکسیداتیو هستند . واژه اکتینومیست برای نشان دادن موجودات متعلق به راسته Actinomycetales به کار می‌رود. این راسته در دومین[1]Prokaryote"، سلسله Bacteria، شاخه Actinobacteria، ردهActinobacteria، زیر رده Actinobacteridae و راسته Actinomycetales قرار دارد. بیش از صد سال پیش اکتینومیست‌ها قبل از هر چیز براساس معیارهای ریخت شناختی شناسایی می‌شدند. امروزه این میکروارگانیسم‌ها باکتری‌هایی در نظر گرفته می شوند که می‌توانند تشکیل میسلیوم را در برخی مراحل رشد داشته باشند. اکتینوباکترها باکتری‌های گرم مثبت هستند با محتوای (GCmol%) بالا (بیش از ۵۵٪) درDNA که بر اساس ترادف ۱۶SrRNA و مطالعات هیبریداسیون DNA:DNA از نظر فیلوژنتیک مرتبط می‌باشند. این گروه شامل

---

[1] Domain

تاکسون‌هایی است که دامنه ریخت شناسی وسیعی را پوشش می‌دهند، که شامل میکروکوکوس (Micrococcus) و کوکوس میله ای (Arthrobacter)، گرفته تا انواع رشته‌ای منقطع (Rothia، Nocardia) و انواعی بامیسلیوم‌های رشته‌ای منشعب (Sterptomyces،Micromonospora) می‌باشد . اکتینومیست‌ها گروه موفقی از باکتری‌ها هستند که در انواع محیط‌های طبیعی و مصنوعی رشد می‌کنند.

متابولیت‌های ثانویه‌ی اکتینومیست‌ها

متابولیت‌های ثانویه معمولا"وزن مولکولی کمتر از ۳۰۰۰ دالتون و تنوع ساختاری زیادی دارند. این ترکیبات معمولا" ساختارهای پیچیده‌ای هستند که سنتز آن‌ها توسط چندین کیلوباز از DNA هدایت شده و طی مسیرهای بیوشیمیایی پیچیده سنتز می‌شوند. این ترکیبات به عنوان موادی در نظر گرفته می‌شوند که نقش شناخته شده‌ای در اقتصاد داخلی ارگانیسم تولید کننده ندارند و بندرت در مسیرهای معمول فیزیولوژی سلول دخالت می‌کنند، درحالیکه متابولیت‌های اولیه کاملا"در ساختار فیزیولوژیک سلول موثر هستند. مسیرهای بیوشیمیایی متابولیت‌های ثانویه از مسیرهای بیوسنتزی متابولیت‌های اولیه منشعب می‌شوند و مسیر بیوسنتزی آن‌ها با مولکول‌های حدواسط مسیرهای بیوسنتزی متابولیسم اولیه آغاز می‌شوند. با وجود مشابه بودن مولکول‌های حدواسط کلیدی متابولیسم اولیه وثانویه، محصولات نهایی متابولیسم ثانویه است که سبب فراهم آوردن انشعابات متعددی در مسیرهای بیوسنتزی متابولیت‌های اولیه می‌شود. همچنین آنزیم‌های موثر در متابولیسم ثانویه در مقایسه با متابولیسم اولیه ویژگی کمتری دارند که سبب انعطاف پذیری نسبی تنظیم در متابولیسم ثانویه می‌شود. با توجه به تنوع ژنتیکی سنتز متابولیت‌های ثانویه، تغییر شرایط محیطی می‌تواند سبب بیان ژن‌های مختلف شده و در نتیجه

متابولیت‌های ثانویه جدیدی که ساختار آنها مشابه با متابولیت‌های ثانویه اصلی است تولید شود .

اکتینومیست‌ها، منبع پروفیلیک متابولیت فعال از لحاظ بیولوژیکی و جالب از لحاظ ساختاری هستند که مسئول بیش از ۴۵ درصد تمام فراورده‌های میکروبی طبیعی (از جمله آنتی بیوتیک‌های مهم از لحاظ بالینی و ترکیبات ضد سرطان) هستند. تعدادی ازترکیبات ضد سرطانی که از اکتینومیست‌ها تا کنون شناسایی شده‌اند، آورده شده‌است برخی از این ترکیبات به طور وسیعی کاربرد بالینی دارند مانند میتومایسین C، میترامایسین، دانومایسین، اکتینومایسین. بیشتر این ترکیبات از انواعی از Streptomyces شناسایی شده اند ولی در بین آنها گروه هایی از Actinomadura و انواع دیگری از گونه‌های کمیاب اکتینومیست ها نیز وجود دارد (۵۵). حدود ۲۳۰۰۰ متابولیت ثانویه فعال تولید شده توسط میکروارگانیسم‌ها گزارش شده و بیش از ۱۰۰۰۰ از این ترکیبات توسط Actinomycetes تولید می‌شود که این ۴۵٪ از کل ترکیبات کشف شده از متابولیت‌های ثانویه میکروبی را نمایندگی می‌کند. در میان Actinomycetes حدود ۷۶۰۰ ترکیبات تولید شده توسط گونه‌های Streptomyces تولید می‌شود. بسیاری از این متابولیت‌های ثانویه آنتی‌بیوتیک‌های قوی هستند که باعث شده‌اند Streptomyces ، که ارگانیسم‌های اولیه‌ی تولید آنتی‌بیوتیک هستند، به وسیله‌ی صنعت داروسازی مورد استفاده قرار بگیرند. علاوه بر این اعضای این گروه ترکیباتی را تولید می‌کنند که از نظر بالینی داروهای ضدسرطان هستند، مانند آنتراسیکلیک ها (aclarubicin، daunomycin، doxorubicin)، پپتیدها (bleomycin، actinomycin D)، اسیدهای آرئولیک[1]

[1] aureolic acid

(mithramycin)، آنتی‌متابولیت‌ها (pentostatin)، mitomycins،carzinophilin را می توان نام برد .

مروری بر انجام تحقیقات

بین سال‌های ۱۹۴۵-۱۹۶۵ بسیاری از داروهای مهم شیمی درمانی توسعه یافتند و فعالیت‌های ضدتوموری را در آزمایش‌های بالینی از خود نشان دادند که در میان آنها ترکیباتی مانند Actinomycin D که توسط اکتینومیست‌ها تولید می‌شود نیز وجود داشت. بین سال‌های ۱۹۶۵-۱۹۷۵ سرعت کشف داروهای جدید و توسعه‌ی آنها ادامه یافت.در اوایل دهه‌ی ۶۰ میلادی ترکیب Daunomycin(daunorubicin) از سویه‌ی Streptomyces peucetius, var. caesius جداسازی و تخلیص شد که این ترکیب برای لوکمی موثر بود. از دیگر ترکیبات که از گروه اکتینومیست‌ها به دست آمده‌اند و امروزه نیز کاربرد دارند می‌توان بهMitomycin C، Bleomycin، Doxorubicinاشاره کرد .میتومایسین‌ها در اواخر دهه ۱۹۵۰ در ژاپن کشف شدند و یکی از آن‌ها به نام Mitomycin C به سرعت جای خود را در میان دیگر ترکیبات ضد سرطان باز کرد، همچنین استرپتوزوسین در سال ۱۹۶۰ از Streptomyces achromogenes جدا شد.

دانوروبیسین که از Streptomyces coerulerubidus و Streptomyces peucetius به دست می‌آید. علیه لوکمی فعالیت دارد وکاربرد بالینی پیدا کرده است با این حال با کشف دوکسوروبیسین از Streptomyces ucetiusvar.caesius از اهمیت آن کاسته شد در ادامه در سال ۱۹۷۸ دانشمندان جداسازی CC-۱۰٦٥ را از Streptomyceszelensisگزارش کردند.

کشف بلئومایسین در سال ۱۹۹۶ نتیجه‌ی تحقیقاتی بود که اومزاوا[۱] برای آزمایش کشت‌های فیلتر شده‌ی میکروبی علیه تومورهای انجام داد . تلاش‌هایی نیز برای بهبود شرایط کشت و بازده بهتر تولید این داروها انجام شده که به چند نمونه از آنها نیز اشاره می‌شود:

کاتز[۲]وهمکاران در سال ۱۹۵۹ تحقیقاتی را در رابطه با بیوسنتز کنترل شده اکتینومایسین با سارکوزین انجام دادند، که نتایج این تحقیق نشان می دهد که حضور سارکوزین کمک به افزایش تولید اکتینومایسین می کند . گالو[۳] و همکاراندر سال ۱۹۷۲نیز بر روی بهینه سازی شرایط تولید اکتینومایسین تحقیقاتی را انجام دادند که نتایج آنها نشان می داد تا زمانی که مقدار گلوکز در محیط به ۰/۱٪نرسد تولید تر کیبات متابولیت ثانویه بهطور مشخص اکتینومایسین آغاز نمی شود .امروزه نیز به علت شیوع سرطان و مقاومت های دارویی این بیماری تلاش‌هایی برای شناسایی داروهای جدید و منابع آنها در حال انجام است که به چند مورد از آنها اشاره می شود.Cheol و همکاران در سال۲۰۱۰توانستندیک باکتری ازخانواده Streptomycetaceae که توانایی تولید ترکیبات نیتروپیرولین‌های A-E : فارنسیل-α-نیتروپیرول را دارد شناسایی کنند. این ترکیب اثرات سیتوتوکسیک را دارا بود و باکتری مولد آن درخانواده اکتینومیست قرار داشت .

همچنین Li وهمکاران در سال ۲۰۱۱اعلام کردند که یک آنالوگ استاروسپورین جدید از Streptomycessp.١٧٢٦١٤ را کشف کرده‌اند .Shaaban وهمکاران در سال ۲۰۱۱ توانستند لندومایسین‌های P-W، که اثرات سیتوتوکسیک داشتند را

[۱] H. Umezawa
[۲] Katz
[۳] Gallo

از Streptomyces cyanogenus S-۱۳٦ جدا سازی کنند. Schleissner وهمکاران در سال ۲۰۱۱ توانستند آستینوپیرانول‌های آنتی‌تومور تولید شده توسط POR-۰٤-Streptomyces albus ۱۵-۰۵۳ را بدست آورند . تمامی این ترکیبات بدست آمده از خانواده Actinomisetal می باشند و خاصیت سیتوتوکسیکی آنها به روی یک دودمان سلول سرطانی و ازجمله دودمان سلول‌های سرطانی ریه به اثبات رسیده است.

فصل دوم : سرطان و نقص سیستم ایمنی

سرطان رشد کنترل نشده سلول و مجموعه ای از جهش های ژنتیکی می باشد. جهش ها در دو گروه از ژن های سلولی ایجاد می شوند: انکوژن ها و ژن های سرکوبگر تومور. یک سلول سرطانی جهت پایداری خود، باید متابولیسم سلول را به سود خود تغییر دهد که حاوی تغییراتی در متابولیسم های چربی ها، پروتئین ها، کربوهیدرات ها و اسیدهای نوکلئیک است . باکتری ها، ویروس ها، تشعشعات، وراثت، عوامل محیطی، عادات غذایی و مواد شیمیایی همگی عواملی هستند که می توانند باعث ایجاد آن شوند. مطالعات نشان می دهد که سرطان یک بیماری است که شامل تغییرات پویا در ژنوم است. سلول های تومور به دو دسته خوش خیم یا بدخیم طبقه بندی می شوند. تومورهای خوش خیم با این واقعیت تعریف می شوند که محدود به ناحیه ای هستند که در آن یافت می شوند. تومورهای بدخیم به ناحیه ای که در آن یافت می شوند محدود نمی شوند. آنها همچنین می توانند به بافت لنفاوی یا عروق خونی حمله کنند. مراحل مختلفی برای توسعه سرطان وجود دارد و در جمعیت انسانی، چهار تا هفت سرطان تصادفی مرتبط با سن یافت شده است. سرطان ارثی کمتر از سرطان ناشی از عوامل محیطی است. انتقال ارثی این اختلال در ژن های سرکوبگر موثر بر تشکیل تومور و ترکیب عوامل محیطی باعث ایجاد استعداد می شود. حتی تغییرات جزئی در سلول های تومور، مانند جهش های نقطه ای، به نظر می رسد که باعث زوال قابل توجهی شود. اینکه آیا ژن ها مستعد ابتلا به برخی بیماری ها هستند هنوز در حال تحقیق است. این بیماری که از نظر ژنتیکی از اجدادمان به ما منتقل شده است، امروزه با تاثیر بسیاری از عوامل محیطی ویژگی های خود را به وضوح بیان کرده است و سرطان به یکی از شایع ترین بیماری های بیماری تبدیل شده است. دوران برای رشد

و تکثیر سلول های سرطانی، متابولیسم نیاز به سازماندهی مجدد دارد. مصرف گلوکز و تخمیر لاکتات هر دو در نتیجه تغییر متابولیسم افزایش می یابند. در حضور میتوکندری، این روند ادامه می یابد. می توان آن را به عنوان تمایل سرطان به گلوکز توضیح داد. این رویداد "اثر واربورگ" نامیده می شود. این رویداد که برای بیش از ۹۰ سال شناخته شده است، در ۱۰ سال گذشته با جزئیات بیشتری مورد مطالعه قرار گرفته است گلیکولیز تومور نقش مهمی در فعال کردن سیستم های اجتنابی ایمنی و شبکه های سرکوب کننده سیستم ایمنی سلول های سرطانی ایفا می کند. مطالعات اخیر نشان داده است که سلول های سرطانی به سلول های ضد تومور حساس هستند. تصور می شود که متابولیسم در طول برنامه ریزی مجدد متابولیسم و اجتناب از ایمنی در پیشرفت سرطان با هم کار می کند.

سرطان و سیستم ایمنی

بدن از سیستم ایمنی در برابر آنتی ژن ها استفاده می کند. سیستم ایمنی از سلول ها و پروتئین های زیادی تشکیل شده است. دو نوع مصونیت وجود دارد، مصونیت ذاتی و اکتسابی. اولین پیشرفت آنتی ژن های مبارزه کننده به لطف ایمنی ذاتی است. ایمنی اکتسابی به دو دسته تقسیم می شود: ایمنی هومورال و ایمنی سلولی. ارگانیسم با آنتی ژن های خارج از سلول در ایمنی هومورال مبارزه می کند، در حالی که آنتی ژن های داخل سلولی در ایمنی سلولی مبارزه می کنند.سلول های سرطانی قبل از اینکه رشد کنند و مضر شوند توسط سیستم ایمنی از بین می روند. نظارت ایمنی سرطان اصطلاحی برای این وضعیت است. برای دستیابی به این هدف از مهار سرطان زایی و هموستاز سلولی منظم استفاده می شود.[۱۶] در تئوری نظارت ایمنی، سلول های تومور دیگر اهداف غیرفعال سیستم ایمنی نیستند. بر اساس مطالعات

انجام شده، در برخی موارد سیستم ایمنی در پیشگیری از سرطان سرکوب شده است. اصطلاح تنظیم ایمنی در نتیجه این دو ویژگی سیستم ایمنی ابداع شد. ۳ Eمخفف مراقبت ایمنی سرطان است. حذف، تعادل و فرار از مراحل این فرآیندها هستند. سلول تومور در صورت عبور از این مراحل گسترش می یابد.

سلول های کشنده طبیعی (NK) نقش مهمی در نظارت بر ایمنی سیستم ایمنی دارند . NKسل ها لنفوسیت های موثری هستند که به حذف تومورها کمک می کنند. آنها می توانند این کار را با استفاده از گرانول های سیتولیتیک و گیرنده های مرگ و همچنین تحریک تولید سیتوکین ها و تعامل با و تقویت پاسخ های ایمنی انجام دهند. در زمینه پیوند سلول های بنیادی خونساز، NKسل ها نشان داده شده است که فعالیت لوسمی را در برابر واکسن نشان می دهند و در اثربخشی بالینی آنتی بادی ها مهم هستند. با این حال، اثرات ایمنی تطبیقی مانند سلول های T هلپر + CD٤ سلول های T سیتوتوکسیک + CD٨ و آنتی بادی ها به ویژه در سلول های تومور بیان می شوند. سلول های T موثری که موفق به عبور از سد اندوتلیال می شوند بدون برخورد با سلول تومور هدف به سمت استرومای تومور هدایت می شوند. در اینجا کاملا ممکن است با سیگنال های سرکوب کننده سیستم ایمنی روبرو شوند. سلول های تومور را می توان در این مرحله به طور کامل از بین برد و انواع کلونال آن ظاهر می شود. انواع کلونال خواص ایمنی زایی خود را کاهش می دهند و با اثر سرکوب کننده سیستم ایمنی مقاومت ایجاد می کنند. نظریه ویرایش ایمنی توسط این رویدادها توصیف شده است.این تعامل بین سیستم ایمنی و تومور از مراحل اولیه سرطان زایی با شکل دادن به یکدیگر ادامه می یابد. این فرآیند می تواند منجر به پیروزی یک طرف شود یا می تواند مزمن شود و تعادل آن برای سال ها ادامه داشته باشد.ویروس ها شایع ترین

علت سرطان در افراد مبتلا به نقص ایمنی هستند. لنفوم های مرتبط با ویروس اپشتین بار(EBV) ، هرپس ویروس مرتبط با سارکوم کاپوزی(KSHV) ، و تومورهای مرتبط با ویروس پاپیلومای انسانی (HPV) همگی گزارش شده اند.

مصونیت طبیعی در برابر سرطان

ایمنی طبیعی اولین خط دفاعی بدن در برابر هر آنتی ژنی است. سلول های ایمنی ذاتی شامل سلول های کشنده طبیعی(NK ، نوتروفیل ها و ماکروفاژها) هستند. سلول های T با این سلول ها همکاری می کنند. علاوه بر این، ویروس های انکولوژیک ایمن سازی طبیعی را هدایت می کنند و ناحیه تومور را بی دفاع می گذارند. با بررسی عمیق ایمنی سرطان، مشاهده شده است که لنفوسیت های طبیعی ایمنی مانع از توسعه تومور می شوند. ژن فعال کننده نوترکیبی ۲ (RAG-۲) و لنفوسیت های بیان کننده گیرنده های آنتی ژن، نقش مهمی در سرکوب سیستم ایمنی سرطان دارند. مشاهده شده است که موش هایی که حامل RAG-۲ نیستند قادر به تنظیم مجدد گیرنده های آنتی ژن لنفوسیتی نیستند.

ایمنی سازگار و سرطان

کینتیک پاسخ ایمنی به سیگنال های خطر حساس است. هنگامی که یک سیگنال خطر دریافت می شود، سیستم ایمنی سازگار می تواند تقویت شود. مشارکت درمانی سیستم ایمنی سازگار در شیمی درمانی با انتقال سیکلوفسفامید و فلودارابین به سلول های T مشاهده شد. بین مصونیت طبیعی و سازگار هم افزایی دائمی وجود دارد. در حالی که انتظار می رود ایمونوتراپی این هم افزایی را افزایش دهد، محرک های التهابی نشان داده شده است که ایمنی سازگار را سرکوب می کنند.

مکانیسم سرکوب کننده سیستم ایمنی

گلوکوکورتیکوئیدها، یک هورمون مبتنی بر استروئید، برای درمان بیماری های حاد و مزمن استفاده می شوند. این رایج ترین داروی ضد التهابی، سرکوب کننده سیستم ایمنی و ضد آلرژی است [۲۴] در مطالعات اخیر، مشاهده شده است که گلوکوکورتیکوئیدها، یک عامل سرکوب کننده سیستم ایمنی، ممکن است از طریق آزادسازی سلول های هدف در لکوسیت ها ایجاد شوند. اما در نتیجه تغییرات ایمنی ناشی از مداخلات جراحی، مکانیسم های سرکوب سیستم ایمنی کار می کنند و در این حالت آزادسازی گلوکوکورتیکوئید اتفاق می افتد. آدرنالین و نورآدرنالین آزاد شده از انتهای اعصاب نیز دارای اثرات سرکوب کننده سیستم ایمنی هستند. سرکوب سیستم ایمنی زمانی شکل می گیرد که این اثرات با گیرنده های سلول های ایمنی در تعامل باشند.مشاهده شده است که فعالیت لنفوسیت را می توان با استفاده از اینترلوکین-۱ (IL-۱) و فاکتور رشد تغیردهنده بتا (TGF-β) که توسط تومورها در مایع کیست تومور ترشح می شود، سرکوب کرد. گلیوبلاستوما اثراتی بر پاسخ ایمنی در ریزمحیط دارد. به منظور مهار سرکوب سیستم ایمنی، تمایل به استفاده از تعدیل کننده ها وجود دارد.

مکانیسم سلولی سرکوب سیستم ایمنی در سرطان

سلول های سرکوبگر سرطان: سلولهای سرکوبگر مشتق از مایلوئید(MDSC) ، سلولهای T تنظیمی(Treg) ، سلولهای استرومایی، سلولهای T کشنده طبیعی (NKT)، سلولهای اندوتلیال و سلولهای B. MDSCاز یک جمعیت سلولی میلوئیدی نابالغ تشکیل شده است. این می تواند هم ایمنی ذاتی و هم اکتسابی را سرکوب کند. هم ضد تومور و هم ایمونوتراپی توسطMDSC ها مهار می شوند. آنها با تولید واسطه های پیش التهابی توسط سلول های میزبان در ریزمحیط تومور فعال می شوند. بر

اساس نتایج برخی از آزمایشات روی موش، MDSCها گیرنده های سلول T را نیترات می کنند و از اتصال +CD۸ به سلول های T جلوگیری می کنند. این ایده پدیدار شد که MDSC سلول های T آرژنین گرسنه و آن مهارکننده های COX-۲ می توانند آرژنین را کاهش دهند و رشد تومور را در موش تضعیف کنند. با این حال، نشان داده شده است که IL-۱ ترشح شده توسط سلول های تومور باعث تجمع MDSC شده و ایمنی آن را در برابر انگیزه تومور قطبی می کند. سلول های T تنظیمی (Tregs) همچنین به عنوان سرکوب کننده های ضد تومور عمل می کنند و هدف اصلی آنها جلوگیری از خودایمن سازی است. نتیجه گیری شده است که سلول های T آنتی ژن خود را در FoxP۳ (پروتئینی که در پاسخ های سیستم ایمنی نقش دارد) موش ها تشخیص می دهند، اما Tregs آنها را سرکوب می کنند. نشان داده شده است که Tregsالقایی (iTregs) به سرکوب سیستم ایمنی کمک می کند. آنها CTLA-٤)پروتئین ۴ مرتبط با لنفوسیت T سیتوتوکسیک (و PD-۱ (پروتئین مرگ برنامه ریزی شده سلولی ۱) را بیان می کنند که سلول های T موثری هستند که رشد تومور را مهار می کنند. مشخص شده است که این عوامل انسداد می توانند Tregs را نیز هدف قرار دهند. نشان داده شده است که رویداد ضد تومور در آنتی بادی CTLA-٤ بی اثر است. علاوه بر این، ثابت شده است که سرکوب ایمنی Tregs بدون بیان PD-۱ بیشتر است. استرومای تومور حتی پس از برداشتن سلول های تومور به سرکوب سیستم ایمنی کمک می کند. تحقیقات انجام شده روی موش ها نشان داد که سلول های CD۸+ Tسلول های استرومای باردار با آنتی ژن را تشخیص می دهند، اما سلول های سرطانی را شناسایی نمی کنند NKT .سلول های سرطانی را تشخیص می دهد و به پیشگیری از تومور کمک می کند، در حالی که زیر واحد NKT۲ به عود تومور کمک می کند. جزء اصلی فعال سازی سلول هایB ، پلی آمین ها، تاثیر عمده ای بر نرخ

رشد تومور دارد. در ریزمحیط تومور، پلی آمین ها پاسخ ایمنی را سرکوب می کنند و به تومور اجازه می دهند از نظارت ایمنی فرار کند. پلی آمین ها توسط سلول های Bبرای فعال کردن خواص سرکوب کنندگی آنها و همچنین برای حمایت از متابولیسم آنها استفاده می شود.

مکانیسم مولکولی سرکوب سیستم ایمنی در سرطان

مکانیسم های مولکولی سرکوب کننده ایمنی عبارتند از سنتز نیتریک اکسید، آرژیناز، ایندولامین ۲،۳-دی اکسیژناز(IDO) ، مبدل سیگنال، و فعال کننده رونویسی . (STAT) در متابولیسم آرژنین، دو آنزیم ضروری آرژیناز و اکسید نیتریک القایی (NO) هستند. آرژنین ماده مغذی اصلی سلول های T در ریزمحیط تومور است. بنابراین، افزایش سطح آرژیناز منجر به تنظیم پایین سلول های T در زنجیره p می شود. افزایش اکسید نیتریک سلول های T را مهار می کند و به تومورها اجازه رشد می دهد. IDO یک آنزیم تجزیه کننده تریپتوفان است که در اکثر سرطان ها به شدت بیان می شود. به دلیل سرکوب سلول های T در تومورها، IDOبه تومورها اجازه فرار می دهد ۱ STAT .وSTAT۳ ، فعال کننده های رونویسی، در ایجاد تومور نقش دارند. در انسان، ۱ STATنشان داده شده است که باعث ایجاد تومورها خود به خود می شود. ۳ STAT بهترین راه برای مطالعه سرکوب سیستم ایمنی است. در اکثر انواع تومور، STAT۳از نظر ساختاری فعال است. فعال سازی STAT۳ شامل فسفوریلاسیون تیروزین است. برخی از جهش ها فعال سازی انکوژنیک را برای ۳ STATفراهم می کنند. بسیاری از گیرنده ها(EGFR ، HER۲، Neuو...(تا حدی با استفاده از STAT۳ سیگنال می دهند. فعال سازی STAT۳ باعث سرکوب تولید سیتوکین ها و کموکاین ها می شود که پاسخ های ایمنی ضد توموری را افزایش می

دهند. بر این اساس، مسدود کردن سیگنال های STAT۳ منجر به رشد تومور در سلول های ایمنی می شود.

ایمونوتراپی سرطان

در سال های اخیر، درمان سرطان با پیشرفت تکنولوژی پیشرفت کرده است. در حال حاضر از شیمی درمانی، جراحی، پرتودرمانی و ایمونوتراپی به عنوان درمان استفاده می شود، اما هنوز راه حل قطعی کشف نشده است. ایمونوتراپی یک روش درمانی برای مبارزه با سرطان است که به سیستم ایمنی بدن کمک می کند. آنتی بادی های مونوکلونال به سلول های سرطانی متصل می شوند و با تغییر استراتژی های درمانی با مسدود کردن پروتئین های خاص (نقاط کنترل ایمنی) رشد کنترل نشده را متوقف می کنند. با وجود این، همه بیماران نتایج مثبتی نداشتند..به عنوان یک مکانیسم، ایمنی ضد تومور به دلیل نقش سلول های T در سیگنال دهی سرکوب می شود. لیگاند CTLA-٤ سیگنالینگ تحریکی را مهار می کند و پاسخ سلول های T را ضعیف می کند. همچنین به عنوان یک سلول T تنظیم کننده عمل می کند. این باعث می شود که اثرات ضد تومور متوقف شود. در این مرحله، یک فرآیند درمان ایمونوتراپی با استفاده از عوامل سرکوب کننده ایمنی شکل می گیرد. سه نوع آنتی ژن ایمنی درمانی وجود دارد که پاسخ های ایمنی ضد تومور را تحریک می کند. آنتی ژن های توموری، آنتی ژن های مرتبط با تومور و آنتی ژن های سرطان بیضه از جمله آنها هستند. آنتی ژن های مرتبط با تومور و سرطان بیضه به روش های مختلفی در بافت های تومور بیان می شوند. با تضعیف تحمل مرکزی، این سلول ها توانستند به آنتی ژن های خود در خودایمنی پاسخ دهند. بیان آنتی ژن در بافت های سالم منجر به عوارض جانبی شده است. آنتی ژن های توموری (نئو آنتی ژن ها) خاص تومور هستند

زیرا از جهش جسمی ناشی می شوند. این آنتی ژن ها امیدوارکننده ترین اهداف ایمونوتراپی هستند. با توسعه فناوری توالی یابی نسل بعدی(NGS) ، اسکن ژنوم می تواند برای شناسایی نئو آنتی ژن ها انجام شود. سلول های T مهمترین نقش را در تحقیقات ایمنی سرطان ایفا می کنند. مکانیسم کنترل توسط سلول های T حاوی آنتی بادی علیه CTLA-٤ ، PD١، و PD-L١ (لیگاند مرگ برنامه ریزی شده ۱) تعریف می شود. لنفوسیت های T سیتوتوکسیک، در برابر PD-١ برنامه ریزی شده به-CTLA ۴، با استفاده از آنتی بادی های مسدود کننده، آخرین کارآزمایی بالینی به دست آمده توسط درمان ایمونوتیک با موفقیت انجام شده است. مشخص شد که سلول های سرطانی در نتیجه این فرآیندها کشته و اصلاح شده اند.

داروهای سرکوب کننده ایمنی و سرطان

داروهای سرکوب کننده سیستم ایمنی معمولا پس از جراحی پیوند برای سرکوب سیستم ایمنی به طور مداوم یا تا زمانی که بدن اندام را در بافت بپذیرد استفاده می شود. در عین حال، برای درمان اختلالات ایمونولوژیک، درک نحوه عملکرد داروهای سرکوبگر سیستم ایمنی در سیستم ایمنی بسیار مهم است. به عنوان مثال، سیکلوفسفامید یک داروی سرکوب کننده سیستم ایمنی قوی است. معمولا در پیوند خون و مغز استخوان استفاده می شود. این برای انتخاب سلول سرطانی ساخته شد، اما مشخص شد که در برابر فسفامیدازهای سلول سرطانی ناکارآمد است. با این حال، اثرات آلدهید دهیدروژناز بر روی بیان های مختلف سلولی، شاخص درمانی ضد سرطان سیکلوفسفامید، و خواص سرکوب کننده سیستم ایمنی یافت شده است. در قالب تومورهای جامد، فیبروبلاست های مرتبط با سرطان (CAFs) معمولا برجسته ترین اجزای ریزمحیط هستند. رشد سلول های تومور به عنوان تحریک رگ زایی

شناخته شده است که باعث التهاب و تسهیل سرطان می شود. تومورها علاوه بر ریزمحیط التهابی، دارای طبیعت فرار ایمنی و سرکوبگر سیستم ایمنی هستند CAF . ها با شکل دادن به ریزمحیط تومور در تنظیم ایمنی نقش دارند. برای به دست آوردن سلول های ایمنی، آنها به تومورها نفوذ می کنند. در بیماران سرطانی با کاهش سمیت سلولی ایمنی، فقدان نفوذ سلول های T در ریزمحیط تومور نشان دهنده اثرات نامطلوب است. علاوه بر این، داروهای سرکوب کننده سیستم ایمنی مانند پردنیزون، ATG(گلوبولین ضد تیموسیت)، و آزاتیوپرین متاستاز را در حیوانات تسریع کردند. بر این اساس، تصور می شود که سرکوب سیستم ایمنی رشد و گسترش تومورهایی را که قبلا توسعه نیافته بودند تسهیل می کند.

متابولیسم گلوکز درسلول های سرطانی

در تغ ییر متابولیسم سلول سرطانی ، انکوژنهایی از قبیل ، HIF MYCو AKT بسیار موثر هستند و در مقابل عوامل سرکوبگر تومور مانند AMPK ،P ۵۳موجب کاهش رونویسی از انکوژنها می شوند و از ایجاد تغییرات متابولیسمی جلوگیری می کنند. سلولهای طبیعی از اکسیژن و فسفریلاسیون اکسیداتیو برای تبدیل مواد غذایی به انرژی استفاده میکنند، اما انرژی مورد نیاز سلولهای سرطانی از طریق گلیکولیز تامین میگردد که در این فرآیند، فاکتور القایی هیپوکسی (HIF) نقش ممهمی ایفا می کند HIF .باعث افزایش انتقال دهنده های گلوکز به سلول، افزایش آنزیم های دخیل در گلیکولیز، افزایش رگ زایی و سرکوب مرحله هوازی متابولیسم گلوکز می شود. محصول نهایی گلیکولیز، لاکتات است که به عنوان یک ماده زائد طلقی میشد ولی محققین نشان داده اند که لاکتیلاسیون هیستونی ، واحد های ساختاریDNA را تغییر داده و منجر به تغییراتی در ترکیب ژنهای بیان

شده می شود. بنابراین میتواند یک تنظیم کننده محسوب شود. از دیگر محرکهای مسیر گلیکولیز سلول های سرطانی ، AKTمی باشد AKT .سبب افزایش بیان آنزیم های گلیکولیز و افزایش ترانسپورترهای گلوکز در سلول سرطانی می شود. در مقابل پروتئین های سرکوبگر تومور مانند P ۵۳با افزایش رونویسی از ۲، SCO PTENدر مهار گلیکولیز سلولهای سرطانی موثر می باشند. جهش در ژن P ۵۳سبب سرطانی شدن سلول میشود. افزایش بیان فاکتورهایی نظیر فاکتور القاکننده هیپوکسی و AKTنقش بسیار موثری در بروز تغییر در متابولیسم گلوکز و در نتیجه پیشرفت سرطان دارند و مهار این فاکتورها در درمان سرطان می تواند تاثیر فوق العاده ای داشته باشد.

فصل سوم : انواع روش های درمانی مستقل و ترکیبی تخریب کننده تومورهای سرطانی

روش‌های درمان سرطان عمدتا به سه دسته جراحی،شیمی درمانی و رادیوتراپی تقسیم می‌شوند.روش‌های نام‌برده می‌توانند به طور مستقل یا ترکیبی مورد استفاده قرارگیرند. روش‌های رادیوتراپی۱ خود به دو شاخه رادیو تراپی از راه دور۲و رادیوتراپی از راه نزدیک۳تقسیم می‌شود.

شیمی درمانی

شیمی درمانی۴، روشی عمومی برای درمان سرطان است و برای از بین بردن یاخته‌های سرطانی مورد استفاده قرار می‌گیرد. داروهای شیمی درمانی برای پیشگیری از شدت یافتن بیماری و در مواردی که سرطان در بدن پخش شده تجویز می‌شوند. عوارض جانبی شیمی درمانی عبارتند از حالت تهوع و استفراغ، ریزش موی سر و ابرو، کاهش تعداد گویچه‌های سفید خون، ضعف سیستم ایمنی بدن، عفونت، احساس درد، خشکی دهان، پوکی استخوان، کم‌خونیو کاهش تعداد گویچه‌های قرمز خون که ممکن است سبب خستگی، سرگیجه و احساس سرما در بیمار شود. اسهال و یبوست و سفتی و خشکی مفاصل از دیگر عوارض جانبی شیمی درمانی است.

---

۱ Radiotherapy
۲ Teletherapy
۳ Brachytherapy
٤ Chemotherapy

رادیوتراپی

رادیوتراپی به‌معنای استفاده از پرتوهای یون‌ساز برای ازبین بردن یا کوچک کردن بافت‌های سرطانی است که معمولا" بعد یا قبل از عمل جراحی غده سرطانی انجام می‌شود. در این روش با ایجاد آسیب در DNA، سلول‌های ناحیه تحت درمان (بافت هدف) تخریب و ادامه رشد و تقسیم آنها غیرممکن می‌شود.هدف از رادیوتراپیاز بین بردن حداکثر سلول‌های سرطانی ضمن به حداقل رساندن آسیب‌های وارد شده به بافت‌های سالم است.درتعدادی از بیماران، هدف از درمان،تخریب کامل تومور و در بعضی مواردکوچک کردن تومور یا کاهش علایم آن است. اگر تومور، بافت‌های مجاور را در بر گرفته باشد یا انجام جراحی برای بیمار مناسب نباشد، شیوه‌های درمانی وسیع‌تری مانند رادیوتراپی انجام می‌شود.

اگرچه پرتو علاوه بر سلول‌های سرطانی به سلول‌های سالم نیز آسیب می‌رساند، ولی در اکثر موارد سلول‌های سالم بهبودی خود را دوباره به‌دست می‌آورند. در هر بیمار طراحی درمان خاصی برای حفاظت از بافت‌های سالم (تا حدامکان) انجام می‌شود. تقریبا نیمی از بیماران سرطانی رادیوتراپی می‌شوند. رادیوتراپی ممکن است برای درمان انواع تومورهای جامد شامل تومورهای مغز، پستان، گردن رحم، حنجره، ریه، پانکراس، پروستات، پوست، نخاع، معده، رحم و لنفوم (تومور سیستم لنفاوی) و برخی تومورهای خوش‌خیم به کار رود. مقدار دوز مورد استفاده برای رادیوتراپیبه نوع تومور، بافت یا اندام‌های درمعرض آسیب بستگی دارد. در بعضی موارد پرتودهی به نواحی غیرسرطانی نیز به‌منظور جلوگیری از رشد مجدد سلول‌های سرطانی صورت می‌گیرد که رادیوتراپی پیشگیری‌کننده[1]نامیده میشود. رادیوتراپی همچنین می‌تواند

---

[1] Prophylactic

به کاهش علایم بیماری مثل درد ناشی از گسترش سرطان به استخوان یا سایر بافت های بدن کمک کند که رادیوتراپی تسکینی[1] نامیده می‌شود. در رادیوتراپیاز راه دور یا تله‌تراپی بیمار در معرض تابش قرار می‌گیرد یه این معنا که اشعه از یک منبع رادیواکتیو و از چند زاویه مختلف از خارج از بدن به سمت تومور هدایت می‌شود. این روش کاملا بدون درد است و به مدت ۷ تا ۸ هفته ادامه دارد. ولی بیمار از عوارض جانبی مانند تحریک‌پذیری مقعد، اسهال و خستگی مفرط ناشی از تابش پرتو شکایت می‌کند. اثرات اشعه ممکن است به شکل واکنش‌های پوستی از جمله التهاب، خارش، سوزش، ترشح یا پوسته پوسته شدن پوست ظاهر شود. تهوع، استفراغ، بی‌اشتهایی و آسیب‌های عروقی و تنفسی می‌تواند از دیگر عوارض جانبی رادیوتراپی باشد. همچنین رادیوتراپی ممکن است باعث سرکوب سیستم خون‌ساز بدن و کاهش گویچه‌های سفید و ضعف سیستم ایمنی بدن و نهایتاً بروز عفونت شود. تله‌تراپی برای درمان انواع سرطان شامل سرطان مثانه، مغز، پستان، مقعد، پانکراس، معده، گردن رحم، حنجره، ریه، پروستات و رحم استفاده می‌شود.

در مقابل براکی‌تراپی روشی است که با استفاده از رادیو ایزوتوپ‌هایی که در مجاور سلول‌های سرطانی قرار داده می‌شوند مقدار زیادی اشعه مستقیما به ضایعه بدخیم رسانده می‌شود تا سلول‌های سرطانی ضعیف یا معدوم شوند. گسیل ناشی از رادیو ایزوتوپ‌های متناسب،باید دقیقا بر محل ضایعه مورد نظر تمرکز داده شود. با این روش درمانی می‌توان یک دوز تابشی بالا را به صورت متمرکز به تومور رساند به گونه‌ای که افت سریع دوز در بافت‌های سالم اطراف تومور مشاهده شود.منبع تابش در این روش یا به صورت محلول حاوی رادیو دارو به محل تحت درمان تزریق می- شودیا در یک پوشش نگهدارنده کوچک قرار گرفته و در داخل تومور و یا در مجاورت

---

[1] Palliative

آن قرار می‌گیرد.مجموعه این پوشش و رادیودارو کاشتنی۱ نامیده می‌شود. مواد کاشتنی ممکن است به شکل‌های مختلف مانند سیم‌های کوچک، استنت، کاتتر کپسول یا به‌شکل دانه‌ای وجود داشته باشد. مواد رادیواکتیو یا به همراه کاشتنیدر داخل بدن قرار گرفته یا در اتاق عمل با استفاده از سرنگ‌های نازک، به بدن بیمار تزریق شوند. سیلندر حاوی مواد رادیواکتیو به‌صورت معمول بسیار کوچک (تقریبا ۰/۸در۴/۵ میلیمتر مربع) و حاوی مقدار بسیار ناچیزی از ماده رادیواکتیو است . از نمونه‌های این روش رادیوتراپی، درمان با پرتو گاما است که امروزه برای جلوگیری از گرفتگی رگ‌های قلب انجام می‌شود. بسیاری از سرطان‌هامانند انواع سرطان پروستات کاندیدای درمان با براکی‌تراپی هستند. این روش رادیوتراپی نیز با بیشترِ عوارض جانبی رادیوتراپی خارجی همراه است. این روش با سه شیوه داخل نسجی۲،داخل حفره‌ای۳ یا براکی تراپی سیستمیک با استفاده از مواد کاشتنی انجام می‌گیرد.

در اکثر موارد پرتوهای استفاده شده در براکی‌تراپی ، پرتوهای β هستند که سبب تخریب سلول‌های نابه‌هنجار می‌شوند. بنابراین، رادیو ایزوتوپ‌های ایده‌آل برای درمان از نوع ساطع‌کننده β بوده و چنانچه گسیلنده مورد استفاده، پرتو گاما با انرژی مناسب باشد(مثل لوتسیم-۱۷۷) برای تصویر برداری نیز کفایت می‌کند. در ادامه به بررسی انواع هسته‌های پرتوزا، عملکرد هر یک در رادیوتراپی و چگونگی واپاشی هسته‌های رادیواکتیو پرداخته می‌شود.

---

۱ implant
۲ interstitial
۳ Intracavitary

مزایا و معایب رادیودرمانی و براکی تراپی

رادیودرمانی به‌عنوان یکی از روش‌های درمان سرطان دارای مزیت‌هایی است. براکی‌تراپی نسبت به جراحی آسیب کمتری به بیمار وارد می‌سازد و معمولا تاثیرات جانبی کمتری نسبت به جراحی و تابش اشعه از خارج از بدن در پی دارد.در این روش، زمان بهبودکوتاه‌تر است و کیفیت زندگی بیمار هم کمتر دچار آسیب می‌شود. مزیت عمده‌ی دیگر آن است که دوزیمتری تابش بر پایه اصول فیزیک بنا نهاده شده است. ده‌ها سال کار مداوم در زمینه فیزیک تابش، رادیودرمانی را دارای جایگاهی بی‌نظیر و محکم در میان سایر تخصص‌های پزشکی کرده است. در براکی‌تراپی با فاصله گرفتن از هسته‌ی رادیواکتیو،دوز تابش به سرعت کاهش می‌یابد و به این ترتیب صدمه به بافت‌های سالم به حداقل می‌رسد. در حالی‌که در درمان با روش‌های دارویی یا عوامل زیستی همچنان تلاش‌ها برای رسیدن به کارآیی درمانی قابل مقایسه ادامه دارد. مزیت دیگر روش رادیوتراپی، عبور تابش از مناطقی با جریان خون محدود یا جابجایی فعال سلول‌هاست.چنین مناطقی در روش‌های دارودرمانی از دسترسی به داروهای مورد نظر محروم می‌مانند. سومین مزیت رادیودرمانی عدم مقاومت دارویی است که در درمان دارویی در بیشتر مواقع رخ می‌دهد.

عوارض ناشی از رادیودرمانی بسته به محل درمان متفاوت خواهد بود. چند نمونه از عوارض رادیودرمانی عبارتند از:

- زخم شدن (موکوزیت) یا بروز مشکل دربلع در رادیوتراپی ناحیه سرو گردن
- بی‌اشتهایی، تهوع، قرمزشدن و پوسته پوسته شدن که اغلب در دو هفته آخر درمان در رادیوتراپی ناحیه قفسه سینه (پستان،زیر بغل، معده و ریه) بروز می‌کند.

پرتوزایی و سازو کار تبدیل عناصر رادیواکتیو

در بر همکنش پرتو با ماده ممکن است پرتو بر لایه‌های الکترونی اتم، میدان اطراف هسته یا هسته اثر بگذارد. پرتوزایی را می‌توان به صورت تبدیل خودبه‌خودی هسته‌ها که منجر به تشکیل عناصر جدید می‌شوند تعریف کرد. این تبدیل‌ها از طریق چندین سازوکار صورت می‌گیرد که برخی از آنها عبارتند از گسیل ذره α،گسیل ذره ی β، پوزیترونو گیراندازی الکترون مداری. هر یک از این واکنش‌ها ممکن است همراه با گسیل تابش گاما باشد یا نباشد. در هسته‌های پایدار تعداد نوترون مساوی یا بیش از پروتون است. چنانچه تعداد نوترون از پروتون کمتر باشد هسته ناپایدار است و به شکلی پروتون اضافی را از دست می‌دهند. به این ترتیب که در هسته یک پروتون واپاشی کرده و به نوترون، پوزیترون و نوترینو تبدیل می‌شود. نوترون در هسته باقی ماند اما پوزیترون و نوترون و از هسته خارج می‌شود برخی از هسته‌های خیلی سنگین گسیلنده نوترون هستند. پرتوزایی و خواص پرتوزایی هسته‌ها تنها از طریق بررسی‌های هسته‌ای امکان‌پذیر است و به حالت‌های فیزیکی و شیمیایی ایزوتوپ‌های پرتوزا بستگی ندارد.تبدیل هسته‌ای هسته‌های پرتوزا به دو عامل بستگی دارد :

۱. نوع خاص ناپایداری هسته یعنی نسبت نوترون به پروتون در هسته‌ی مورد بررسی که می‌تواند خیلی بالا یا خیلی پایین باشد.

۲. ارتباط جرم، انرژی هسته مادر و هسته دختر وذره گسیل شده .

به طورکلی تابش‌های حاصل از هسته را می‌توان به دو گروه مختلف تقسیم کرد. در یک گروه ذرات دارای انرژی قرار می‌گیرند مانند تابش آلفا، تابش بتا و تابش پوزیترون. در گروه دوم پرتوهای الکترومغناطیس قرار دارند که نه بار دارند نه جرم ، شامل: اشعه گاما و اشعه ایکس.

-گسیل ذره α :

هنگامی که نسبت نوترون به پروتون در ایزوتوپ بسیاربالا باشداز واپاشی آن هسته یک هسته پر انرژی هلیوم به نام ذره α گسیل می‌شود. این ذره سنگین با بار الکتریکی مثبت بوده و از دو نوترون و دو پروتون تشکیل شده است.

ذرات α تک انرژی هستند اما در گسیل ذرات α از یک رادیوایزوتوپ ،هسته‌ای که ذره α با انرژی کم گسیل می‌کند در حالت برانگیخته است و انرژی برانگیختگی خود را از طریق پرتو γ از دست می‌دهد. این در حالی است که هسته ای که ذره‌ی α پر انرژی گسیل می‌کند در حالت پایه باقی می‌ماند و از این رو تنها بخشی از پرتوزایی گسیل ذرات α با تابش γ همراه است.

توانایی نفوذ ذرات α در ماده بسیار محدود است. قدرت نفوذ ذرات آلفا در هوا در حدود ۳ تا ۹ سانتیمتر است. انرژی این ذرات به سرعت از بین می‌رود و به همین دلیل است که این ذره یک عامل یونیزه کننده بسیار قوی است. ضخامت لایه‌ی خارجی و مرده‌ی پوست بدن انسان برای جذب تمامی ذرات α خارج شده از مواد پرتوزا کافی است.از این رو تابش‌های α که منبع آنها خارج از بدن قرار دارد خطر تابشی محسوب نمی‌شود. اما تابش α که از منبع تابش در داخل بدن ساطع شود به دلیل عدم وجود لایه محافظ پوست شدیدا خطرناک است. از این رو، اهمیت بسیار دارد که هسته‌ی پرتوزا که برای کاربرد براکی‌تراپی انتخاب می‌شود گسیل α نداشته باشد.

-گسیل β :

ذرهβ معمولا از بسیاری از هسته‌های پرتوزا گسیل می‌شود. این ذره یک واحد بار منفی دارد.گسیل β در ایزوتوپ‌هایی رخ می‌دهد که فزونی نوترون دارند و از لحاظ انرژی ،زمانی ممکن می‌شود که جرم هسته‌ی مادر، بزرگ‌تر از حاصل جمع هسته‌های

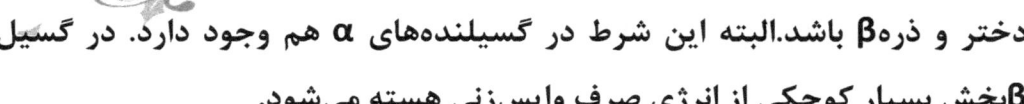

دختر و ذره β باشد.البته این شرط در گسیلنده‌های α هم وجود دارد. در گسیل βبخش بسیار کوچکی از انرژی صرف واپس‌زنی هسته می‌شود.

قدرت یونیزه‌کنندگی این ذرات از α کمتر است، ولی قدرت نفوذ بیشتری دارند.گسیل β بسته به مقدار انرژی می‌تواند تا اعماق بافت نفوذ کند به همین دلیل یک خطر تابشی خارجی به شمار می‌رود. این نوع تابش‌ها از این جهت دارای اهمیت هستند که در بسیاری از موارد درمان بیماران سرطانی در روش براکی‌تراپی با هسته‌های گسیلنده β صورت می‌گیرد.

گسیل پوزیترون :

در مواردی که نسبت نوترون به پروتون خیلی پایین و گسیل α هم از نظر انرژی ممکن نباشد، احتمال دارد هسته با گسیل پوزیترون به پایداری برسد. پوزیترون ذره β با بار مثبت است. در حالی که الکترون در طبیعت به صورت آزاد یافت می‌شود، پوزیترون فقط به صورت گذرا می‌تواند وجود داشته باشد. چگونگی از بین رفتن پوزیترون به این ترتیب است که این ذره با یک الکترون ترکیب شده هر دو با هم نابود می‌شوند و دو پرتو گاما حاصل می‌شود. خطرهای تابشی پوزیترون دقیقا مثل گسیل β است. اما پرتوهای گامای حاصل از نابودی پوزیترون باعث می‌شود که تمام ایزوتوپ‌های گسیلنده پوزیترون بصورت بالقوه خطر تابش خارجی تلقی شوند.

پرتوهای گاما :

این پرتو در علوم پزشکی کاربرد گسترده ای دارد. انرژی این تابش بین ۵۰ KeV تا ۲MeVاست. پرتوهای گاما از نوع پرتوهای الکترومغناطیسی تک‌انرژی هستند که از هسته‌های برانگیخته حاصل از تبدیل پرتوزا گسیل می‌شوند. گسیل این پرتوها خود

سازوکاری است که انرژی برانگیختگی هسته‌ها توسط آن آزاد می‌شود و هسته‌های برانگیخته حاصل از شکافتگی هسته ها به حالت پایدار می‌رسند.

اشعهX :

پرتوهای X تولید شده در مولدها یک طیف پیوسته انرژی دارند. در رادیوتراپی تفاوت پرتو گاما با اشعه X در این است که اشعهXدر خارج هسته تولید می‌شوند در حالی که گاما از هسته گسیل می‌شود یا نتیجه انهدام ماده است. در رادیوتراپی عمقی پرتوهای پر انرژی (سخت و تک فام) مورد نیاز است تا با کمترین مقدار جذب در بافت‌های سطحی و کم عمق بتواند به بافت‌های عمقی نفوذ نماید.

منابع انرژی مورد استفاده در براکی تراپی

هسته‌های پرتوزا مورد استفاده در براکی تراپی با توجه به طراحی درمان متنوع است.در ابتدا منابعی که برای این نوع کاربرد مورد استفاده قرار می‌گرفتنداورانیم و رادیوم بودند.سال‌هاست که عناصر دیگری نیز که به‌صورت مصنوعی رادیواکتیو می-شوند به این منظور مورد استفاده قرار می‌گیرند.از جمله‌ی عناصر پرکاربرد برای براکی تراپی می‌توان به فسفر-۳۲ رنیوم-۱۸۶ید – ۱۲۵ ، پالادیم -۱۰۳ایردیوم - ۱۹۲ اشاره کرد.از ویژگی‌های مهم یک منبع تابش می‌توان به نکات زیر اشاره کرد:

۱. منبع نباید تابش‌های ناخواسته از جمله تابش آلفا یا پوزیترون داشته باشد.

۲. گسیل تابش بتا برای انجام رادیوتراپی دارای اهمیت است.

۳. در براکی‌تراپی انتخاب منبع رادیواکتیو با نیمه عمر کوتاه دارای اهمیت است. نیمه عمر کوتاه هسته عوارض جانبی این نوع درمان را کاهش می‌دهد.

در علوم پزشکی مزایای ایزوتوپ‌های با نیمه‌عمر کوتاه نسبت به رادیوایزوتوپ‌های با نیمه‌عمر طولانی به چند دلیل است :

۱) دوز کمتری به بیمار می‌رسد و این به چند خاصیت رادیو ایزوتوپ مربوط می‌شود.

- داشتن نیمه عمر کوتاه کنترل مقدار تابش بعد از دوره درمان را آسان می- کند.

- فقدان اثر اوژه

- فقدان تابش بتای پرانرژی

- پایین بودن انرژی فوتون‌های ایکس حاصل از گیراندازی الکترون و تبدیل داخلی

۲) امکان استفاده از دوزهای مکرر به ویژه برای مطالعه تغییرات فیزیولوژیک

۳) درصدهای بالای تابش گاما

هلمیوم از فلزاتی است که به همین دلیل برای کاربرد براکی تراپی بسیار مورد توجه است. نیمه عمر این هسته رادیواکتیو حدود ۲۴ ساعت است. به‌همین دلیل این عنصر از بهترین انتخاب‌ها برای کاربرد براکی‌تراپی است.

براکی تراپی با کمپلکس هلمیوم

سالهاست که از هلمیوم فعال شده در براکی‌تراپی بافت‌های سرطانی استفاده می‌شود. به این منظور فلز هلمیوم با تابش نوترون حرارتی فعال شده و با یکی از روش‌هایی که توضیح داده شد وارد بدن می‌شود. در یکی از این روش‌ها ، هلمیوم در یک بستر پلیمری وارد شده و سپس به صورت پوشش یک استنت یا به صورت کاشتنی در نزدیکی سلول‌های سرطانی قرار داده می‌شود. مشکل این روش در فرآیند کردن این

سیستم و دست‌یابی به یک سیستم همگن از هلمیوم در بستر پلیمر است. وقتی فلز هلمیوم به صورت فلز با والانس صفر یا نمک هلمیوم وارد بستر پلیمر می‌شود به عنوان یک فاز معدنی با داشتن انرژی سطحی بالا قابلیت پخش مناسب در بستر فاز آلی پلیمر را ندارند. به منظور غلبه بر این مشکل و افزایش زیست‌سازگاری این سیستم‌ها فکر ایجاد کمپلکس از این فلز با لیگاندهای آلی مناسب مورد بررسی قرار گرفت. در سال ۲۰۱۱ ، نیجسن۱ و همکاران از کمپلکس Ho-AcAc (که در همان سال سنتز و بررسی خواص آن توسط همین گروه گزارش شده بود) برای کاربرد براکی تراپی استفاده کردند.آنها خواص زیست سازگاری این سیستم را نیز مورد بررسی قرار دادند. نتایج این بررسی‌ها قابل قبول بود.
شهرامی‌فر در سال ۱۳۸۸ از همین کمپلکس به عنوان رادیو دارو استفاده کرده است.

پلی هدرال الیگومریک سیلسکوییاکسان (POSS)

POSS ،نانوذره‌ای است که درسال‌های اخیر بسیار مورد توجه قرار دارد و ابعادی حدود ۱/۵نانومتر دارد. این ترکیب در ساخت انواع نانوکامپوزیت‌ها برای کاربردهای متفاوت مورداستفاده قرارگرفته است. ترکیب شیمیایی این ماده(RnSinO۱,۵n) بوده و ساختار آن می‌تواند از یک صفحه تاحدودی بی‌شکل تا انواع مختلف چندضلعی، منشوری و مکعب‌های کاملا منتظم تغییرکند. این ساختار همچنین می-تواند دارای گروه‌های عاملی فعال بوده یا ساختاری غیر واکنشگر داشته باشد. یکی از ساختارهای رایج این ترکیب قفس کامل است که به عنوان نانوذره در بسترهای پلیمری مورد استفاده قرار می‌گیرد. درهرگوشه این مکعب اتم‌های Si وجود دارند و به هر اتم سیلیسیوم یک گروه آلی (R) متصل است. این گروه متصل می‌تواند متیل،

---

۱ Nijsen

بوتیل، سیکلوهگزیل، سیکلوپنتیل و... باشد. در صورتی که گروه‌های R از انواع سیکلوآلکیل باشند، POSS حلالیت بالایی دربسیاری از حلال‌های آلی از جمله هگزان،تولوئن، دی کلرومتان وغیره خواهد داشت. حلال عمومی این ترکیبات استون است. از دیگر موارد استفاده این ترکیب به عنوان پرکننده در بستر پلیمری است.
در روش دیگر، مشتقاتی از این ترکیب که به جای یکی از گروه‌های R دارای گروه عاملی مشخصی هستند به کار می‌روند. از این گروه عاملی برای انجام واکنش شیمیایی و وارد نمودن مولکول POSS در زنجیر پلیمر برای تهیه نانو کامپوزیت‌هایی با پخش عالی نانوذره وسازگاری این ترکیب با بستر پلیمر استفاده می‌شود. چندین سال است که با هدف بهبود خواص مکانیکی و زیست‌سازگاری، استفاده از نانوکامپوزیت‌های حاوی نانوذرات POSS در کاربردهای زیستی رایج شده است. بنابراین، این دسته از نانو کامپوزیت‌ها برای کاربردهای پزشکی مورد توجه هستند.

نانوکامپوزیت‌های POSS

هیبریدهای آلی-معدنی با واردکردن یک فاز معدنی در یک فاز آلی ضمن تشکیل پیوندهای کووالان قادرند استحکام/پایداری حرارتی فاز معدنی و چقرمگی فاز پلیمری را با هم همراه کنند . نانوکامپوزیت‌های برپایه POSSهای عامل‌دار که وارد زنجیره‌ی پلیمر می‌شوند نیز از جمله سیستم‌های هیبریدی محسوب می‌شوند. به دو روش می‌توان POSS را وارد بستر پلیمری کرد:

۱- واردکردن ذرات POSS بدون عاملیت فعال شیمیایی (غیر واکنش‌دهنده) در بستر پلیمری به عنوان پرکننده.

۲- واردکردن مونومر عامل‌دارشده POSS در زنجیر اصلی پلیمر از طریق کوپلیمریزاسیون. در این روش مولکول POSS باید در ساختار خود دارای گروه‌های

عاملی باشد.با توجه به تعداد گروه‌های عاملی و محل قرار گیری آنها، این نوع کامپوزیت‌ها را می‌توان به سه دسته تقسیم بندی کرد:

- دانه تسبیحی[1]: مولکول POSSمورد استفاده در این روش ساختاری ناقص دارد
- آویزان[2]
- شبکه‌ای یا ستاره‌ای که گروه‌های عاملی بیش از دو گروه عاملی است.

در تقسیم‌بندی دیگری می‌توان POSSرا از نظر ساختاری به دو دسته قفس کامل و ناقص طبقه بندی کرد. ساختارهای کامل این ترکیب قفس‌های بسته هستند. ساختارهای ناقص این مولکول از یک گوشه و یا از یک یال باز بوده و قابلیت انجام واکنش دارند. این نوع ساختارها برای تشکیل کمپلکس با یون‌های فلزی مناسب هستند. در میان تمام ساختارهای ناقص تری سیلانول POSS به‌دلیل داشتن سه مرکز واکنش و شکل ساختاری مناسب از جهت فضایی انتخاب مناسبی به نظر رسیده و انتخاب شد.

در پی یافتن روش مناسبی برای سنتز کمپلکس POSS-Ho، ابتدا نگاه دقیق‌تری به شیمی فلزات گروه لانتانیدی خواهد شد. این فلزات بر خلاف فلزات گروه‌های اصلی و فلزات واسطه رفتارهای منظمی ندارند. در این فلزات به دلیل پر شدن اوربیتال‌های f و انقباض‌های لانتانیدی که اتفاق می‌افتد شیمی متفاوتی مشاهده می‌شود. واکنش-های این ترکیباتِ به رطوبت و اکسیژن به شدت حساس هستند. همین موضوع کار کردن با این ترکیبات را دشوار ساخته و برای سنتز ترکیبات مختلف از این فلزات دسترسی به امکانات ویژه‌ای را ضرورت می‌بخشد. از جمله‌ی این امکانات دسترسی به سیستم‌های کاملا خشک و به دور از هوا و رطوبت است.

---

[1] Bead
[2] Pendent

فصل چهار : پیشینه مطالعاتی سرطان و دارو های مهار کننده و تخریب کننده تومور

امروزه روشهای مختلفی برای درمان سرطان وجود دارد که شامل جراحی، شیمی درمانی، رادیو تراپی، هورمون درمانی و ژن درمانی و اخیرا از داروهای بیولوژیکی مانند مونوکلونال آنتی ابادی، میکرو RNA، نوکلئوتید اسیدها و پپتید تراپی برای درمان سرطان استفاده می شود.که با توجه به پیشرفتی های اخیر در علم پوتئومیکس، امروزه پپتید درمانی به عنوان یک روش درمانی توجه بسیاری از محققین را به خود جلب کرده است. با ظهور کتابخانه پپتیدی، پپتید درمانی یک نقش مهم را در درمان بیماریهای مختلف از آلزایمر تا سرطان را ایفا می کنند. در حال حاضر پپتید ها با سایزها ی مختلف به عنوان دارو در بازار موجود می باشند . پپتید ها با دو روش بیوسنتتزی (از طریق قطعات میکروبیال نوترکیب یا طبیعی) یا شیمیایی (از طریق کونژوکه شدن با مولکولهای کوچک یا الحاق با آمینو اسید های غیر طبیعی با طراحی های مختلف) سنتز شوند. در درمان سرطان سایز کوچک پپتیدها به عنوان یکی از مزایای آنها در درمان مطرح می باشد چون می تواند به راحتی وارد سلول شود و همچنین تحقیقاتی در مورد کاربرد پپتید ها در واکسیناسیون و هدف درمانی دارو (Drug targeting) در سرطان مطرح شده است. بیشتر درمانها که اخیرا برای درمان سرطان استفاده می شود دارای اختصاصیت پایین و همچنین دارای عوارض جانبی زیادی می باشند ولی پپتید ها به عنوان دارو دارای مزایایی از قبیل اختصاصیت بالا و عوارض جانبی کمتر می باشند. بنابراین به علت افزایش جذب سلولی و مزایای دیگر آن که اشاره خواهد شد در درمان و حتی در واکسیناسیون درمانی هم استفاده می شوند. در مطالعات انجام شده بر روی سرطان، پپتید ها در مواردی به عنوان مهار کننده آنژیوژنسیس

استفاده شده اند که باعث مهار اتصال آلفا ۵ انتگرین به لیگاندهایش می شود که خود منجر به توقف رشد سلولهای سرطانی می گردد. در مواردی پپتیدها به عوامل سایتو توکسیک مانند دکسوروبیسین متصل و اثر درمانی می گذارد، که در یک مطالعه پپتید ها به منظور افزایش اثر دارو و کاهش سمیت سلولی بکار گرفته شده اند. پپتید های با خاصیت آنتی میکروبیال می توانند به عنوان القاءکننده آپوپتوزیس مورد استفاده قرار گیرند.همچنین پپتید هایی در سرطان پروستات طراحی شده اند که باعث اختلال در تولید اندوتلیوم می شوند که در نهایت باعث اختلال در تولید غشا میتو کندری و منجر به مرگ سلو لی می شوند.

گیرنده TrkB و عملکرد آن

این پروتئین با کد Q۱٦٦۲۰ در بانک اطلاعاتی Uniprot ثبت شده است و دارای ۸۲۲ آمینو اسید می باشد و ژن آن بر روی کروموزوم شماره ۹ قرار دارد و دارای چند ناحیه که قسمت باندینگ (شامل اسید آمینه شماره ۳۲-_۶۹ ناحیه ی اتصال لیگاند در بخش خارج سلولی، یک دومین درون غشایی و یک دومین تیروزین کینازی درون سلولی با توالی حفاظت شده است که جزو خانواده پروتئینهای گلیکوزیدی طبقه بندی می شوند لیگاند این گیرنده نئوتروفینها می باشد. که به صورت دایمر به گیرنده های خانواده ی تیروزین کیناز متصل می شوند و منجر به دایمر شدن این گیرنده و متعاقبا فعال شدن دومین کاتالیتیک تیروزین کیناز آنها می گردد.گیرنده های تیروزین کیناز دایمر شده، چندین اسید آمینه داخل سلولی تیروزین را به طور خود بخودی فسفریله کرده و به سرعت آبشار سیگنالینگ درون سلولی را به راه می اندازند که منجر به رشد و تمایز و بقا در انواع مختلف سلولی

می شود. هنگامی که Trk B به لیگاند خود یعنی BDNF متصل میشود باعث اتو فسفریلاسیون در قسمت سیتوپلاسمی گیرنده می شود بعد ازاتصال، سیگنالهای ERK, MAPK, phosphatidylinositol ۳-kinase (PI۳K), phospholipase C ایجاد می شود. ابتدا بعد از اتصال باعث فعالیت دومین تیروزین کینازی رسپتور TRK B می شود که باعث فسفریلاسیون Y٤٨٤و Y٧٨٥ در گیرنده مذکور شده که منجر به سهولت در اتصال SHC (adaptor protein with SH۲ domain) و PTB می شود که منجر به فعال شدن راههای سیگنالی ازجمله مسیر RAS,MAPK که در تمایز و رشد اثر دارد(۵۴, ۵۵)، همچنین فعال شدن مسیر PI۳-Kinase که باعث رشد و بقا سلو لها می شود و دیگر مسیر فعال شده AKT می باشد که منجر به افزایش کلسیم در داخل سلول می گردد، فعال شدن بیش از حد مسیر AKT باعث کاهش تولید در پروتئین های پرو آپاپتوتیک از قبیل BIM می شود.

Trk Bو سرطان

امروزه بیش از ۲۵ پروتئین به عنوان عامل انکوژن در سرطانها شناخته شده است(۱) پروتئین های زیادی در تنظیم چرخه سلولی نقش دارند مانند سیکلین ها cdk (cyclin–dependant kinase) sp ۲۷، P۵۳، BDNF که در آپوپتوزیس و تهاجم سلولهای سرطانی نقش بسزایی دارد که یکی از مهمترین پروتئینهای ایجاد کننده سرطان پروتئین Trk B است. این انکوژن یک مولکول کایمریک می باشد که بعنوان یک عامل انکوژن در بعضی سرطانها مانند کارسینوما ها سلولهای اسکواموس گردن و دهانه رحم ثابت شده و افزایش بیان این پروتئین در سر طان مولتیپل مایلوما و تخمدان و پروستات و تیروئید و تومورهای لنفوئیدی و تومور

تیروئیدی مدولار وپانکراتیتمی مطرح می باشد. در واقع انواع Trk دارای نقش های مختلفی در سرطان می باشد، اولین بار حالت انکوژنی این ژن در اثر فعالیت موتاسیونی که بوسیله ی موتاسیون در Trk A در سرطان پاپیلاری و مدولار تیروئید کشف شد، نشان داده شد، سالهای زیادی، مطالعات بی شماری بر روی بیان Trk در تومورهای مختلف مانند سرطان مولتیپل مایلوما و پروستات انجام گرفت. در نوروبلاستوما، بیمارانی که افزایشی در سطح Trk Aو Trk C دارند دارای پیش اگهی بهتری نسبت به بیمارانی که افزایش بیان در سطح Trk B داشتند، را نشان داده اند. در سرطان مدولار تیروئید، ژنTrk B در سلو لهای C-cells بیش از حد بیان می شود. البته Trk B دارای ایزوفرم های مختلف می باشد که درسرطان نورو بلاستوما پیش آگهی های متفاوت در ایزوفرم های مختلف در این گیرنده دیده شده است. بیان بیش از حد رسپتور Trk B و BDNF باعث کاهش طول عمر در بیماران مبتلا به سرطان تخمدان می شود(۶۴) که مکانیسم عمل آن بدین صورت است که باند شدن BDNF به Trk B باعث فسفریلاسیون رسپتور Trk B و فعال شدن سیگنالهایی داخل سلول مانند STAT و AP۱ می شود که فعال شدن این مسیرها منجر به افزایش بیان VEGF میشود. که این پروتئین خود باعث افزایش رگ زایی می گردد و بنابراین مهار عملکرد BDNF یا رسپتور Trk B می تواند درمان مناسبی برای درمان سرطانهای مذکور مخصوصا تخمدان باشد، بیان بیش از حد در سرطان مثانه در رده های سلولی (FTC۹۰۵,T۲٤,TSGH۸۳۰۱) نیز وجود دارد، که مهار آن هدف بسیار مناسبی برای درمان این سرطان می باشد.

ساختار Trk B

گیرنده Trk B به صورت modular می باشد و جزء پروتئنیهای single-pass می باشد شامل یک قسمت N-terminal سیگنال پپتیدی که توسط یک دومین غنی از سیستئین پیگیری می شود، سه موتیف غنی از لوسین و یک دومین دیگری از غنی از سیستئین و ۲ دومین شبه ایمنو گلوبولینی و یک دومین بین غشایی، یک دومین juxtamembrane و یک دومین کینازی و یک دومین C –terminal در انتها می باشد. دومین C-terminal ایمنوگلوبولینی و دومین موتیف غنی از لوسین در ارتباط مستقیم با نئوتروفین ها می باشند. رسپتورهای Trk دارای یک هومولوژی بارز در دومین قسمت خارج سلولی شان می باشند اولین قسمت شامل یک ناحیه غنی از لوسین(دومین ۲) که بوسیله دو دومین غنی از سیستئین پوشانیده شده(دومین ۱ و ۳). چهارمین و پنجمین دومین، دومین های شبه ایمنوگلوبولین میباشند که بوسیله یک اتصال دهنده آمینواسیدی که شامل ۳۰ تا ۵۰ آمینو اسید میباشد که به ناحیه بین غشایی اتصال می یابد، قسمت خارج سلولی رسپتور P۷۵ شبیه به رسپتور های تومور نکروز می باشند. اگر چه در مطالعات انجام شده که آزمایشاتی در اثر حذف دومینها انجام گردید، مشخص شد که دومین ۵ برای اتصال برای لیگاند در Trk B, TrkA و Trk C کافی می باشد.در تحقیقی که توسط Urfer et al صورت گرفته است که به وسیله جهش در الانین روی Trk A-d۵ و TrkC-d۵ انجام شد که امروزه با در دست داشتن ساختار Trk-d۵ می توان آمینو اسیدهای مهم در ساختار و همچنین آمینو اسیدهایی که به طور مستقیم در باندینگ نقش دارند را تشخیص داد که به طور مثال آمینو اسیدهای تروئونین ۳۴۰ و آسپارژین ۳۵۶ و آسپارژین ۳۶۵ و آسپارژین ۳۷۳ می باشند.

فاکتورهای نئوروترفیک و عملکرد آنها

خانواده نئوتروفین ها شامل NGF , NT-۳ , BDNF , NT-٤ می باشند. که به ترتیب به رسپتورهای تیروزین کیناز اختصاصی شامل Trk B, Trk C, Trk A متصل می شوند. خانواده نئوتروفین ها دارای ۲ نوع گیرنده هستند که شامل Trk و گیرنده دیگر P۷۵ می باشد که تمام خانواده نئوترفین ها قادر به اتصال به این گیرنده با تمایل کمترمی باشند. این پروتئین در مناطق کورتکس سربرال و هیپو کمپس وتالاموس و لایه گرانولار سر بلوم و طناب نخاعی مشاهده شده است، رسپتور نئوروفینی P۷۵ در سال ۱۹۷۳ توسط HERRUP، SHOOTER به عنوان رسپتور فاکتور رشد عصب شناخته شد و بعد ها مشخص شد که این رسپتور علاوه بر NGF قابلیت اتصال به سایر نوروتروفین ها از جمله BDNF، NT۳، NT٤,٥ را نیز دارد، حتی قابلیت اتصال P۷۵ به پیش سازهای نوروتروفینی مختلف نیز به اثبات رسیده است. P۷۵به عنوان Co-receptor برای TRKمحسوب می شود که این ارتباط باعث افزایش بقا نورون ها و سلول های گلیال می شود . نئوتروفین ها بهترین فاکتورهای نئوتروفیک شناخته شده در سیستم عصبی هستند و نئوتروفین ها از خانواده فاکتورهای رشد پلی پپتیدی هستند که روی افزایش ،تکثیر، تمایز، زنده ماندن و مرگ سلولهای نورونی و غیر نورونی تاثیر می گذارند. این فاکتور ها برای سلامتی و بهبود سیستم عصبی لازم و ضروری اند، که خانواده نئوتروفین ها علاوه بر عملکرد اصلی شان برای زنده نگهداشتن سلول ها ، فعالیت در سطح بالاتر از قبیل یادگیری، حافظه و رفتار را نیز واسطه گری می کنند.

BDNF در سیستم عصبی مرکزی (CNS) و تیروزین کیناز نوع B در ساختارهای کورتکس و هیپوکمپ بیان بالایی دارند که به دلیل نقش کلیدی آنها در ایجاد ارتباطات سیناپسی، انتقال پیام عصبی و شکل گیری سیناپس در این مناطق ارتباط با فرآیندهای شناختی مانند حافظه و یادگیری دارد. نئوتروفین ها با وزن مولکولی پایین بین ۱۳ تا ۲۴ کیلو دالتون جزو پروتئینهای اندوژن می باشند که در بقا و گسترش، تمایز و محافظت سلولهای نورونی دخیل هستند که اغلب به صورت هومو دایمر فعالیت می کنند.

پروتئین BDNF و عملکرد آن

کد آن درUniprot به صورت P۲۳۵٦۰ می باشد، که دارای ۲۴۷ اسید آمینه و وزن ملکولی آن۲۷.۸۱۸ کیلودالتونمی باشد که توسط کروموزوم شماره ۱۱ در انسان، پروتئین BDNF بیان می شود(۷۶) این پروتئین به صورت ترشحی می باشد و بیشتر در بافتهای مغز، هایپو کمپ، سر بلوم، سر برال، کورتکس بیان می شود و همچنین در قلب و ریه و عضلات اسکلتی و بیضه و پروستات و جفت بیان می شود وBDNF در بقا و رشد نورونهای محیطی و مرکزی نقش دارد. یکی از اعضای خانواده فاکتور رشد های عصبی (Nerves Of Growth Factor) NGF میباشد. ژن BDNF واجد یک پلی مورفیسم می باشد که سبب جایگزینی متیونین در محل اسید آمینه ی والین ۶۶ و نهایتا موجب کاهش بیان BDNF بالغ می گردد. این پلی مورفیسم در ایجاد نارسایی های روانی موثر است و بر این اساس در بسیاری از مطالعات و بررسی های ژنتیکی فرآیندها و بیماری های رایج مغز و اعصاب مورد توجه قرار می گیرد.

ژن این فاکتور عصبی در موقعیت کروموزوم انسانی ۱۱ و جایگاه p۱۳ قرار دارد. این ژن واجد ۷۰ جفت باز است و ۱۱ اگزون دارد. پلی مورفیسم مربوطه از طریق

جایگزینی باز G در محل باز A در موقعیت بازی ۱۹۶ اگزون ۲ موجب تغییر اسید آمینه والین به متیونین در کدون ۶۶ (Val ٦٦ Met) و متعاقبا تغییر در انتهای '۵ پروتئین پیشساز BDNF انسانی می گردد. این پلی مورفیسم بر بسته بندی پیش ساز BDNF در درون سلول و نقل و انتقال محوری آن و در نتیجه ترشح وابسته به عملکرد و فعالیت در محل سیناپس ها اثرگذار است.

به نظر می رسد پلی مورفیسم Val٦٦Met همراه با تغییرات میزان BDNF در هیپوکمپ، هیپوتالاموس، هیپوفیز و افسردگی شدید، اضطراب و تشویش و اختلالات تک قطبی و دو قطبی باشد. بنابراین ژنوتیپ و چگونگی آرایش ژنی این پلی مورفیسم در مطالعات ژنتیکی مرتبط با مغز و اعصاب کاربرد خواهد داشت. در مطالعات انجام شده توسط محققین پروتئین BDNF در بیماریهای افسردگی، اسکیزوفرنی، اختلالات وسواسی، آلزایمر، بیماری هانتیگنتون و در بعضی از سر طانهای پروستات تخمدان، تیروئید و غیره دخیل می باشد. و توسط رسپتور Trk B سیگنال سلولی که اشاره شد را ایجاد می کند، در مطالعه دیگری نشان داده شده است که در بیماری نوروبلاستوما افزایش سطح بیان پروتئینی BDNF و رسپتور Trk B مشاهده شد، که مسیرهای ایجاد شده توسط این پروتئین باعث افزایش بقاء سلولهای سرطانی و تهاجم به بافت های اطراف و همچنین باعث محافظت سلولها از شیمی در مانی سلو لهای سرطانی نورو بلاستوما می شود. در نهایت منجر به تولید VEGF می شود که نقش مهمی در ایجاد آنژیوژنسیس در سلو لهای نورو بلاستوما می شود، در واقع BDNF باعث افزایش سیگنالهای مسیر PI٣Kمی شود که منجر به افزایش در بیان HIF آلفا می شود که در نهایت منجر به افزایش بیان VEGF می

شود که این پروتئین باعث تحریک انژیو ژنسیس می شود، لازم به ذکر است که مسیرهای BDNFوTrk B در سرطان های هپاتو سلولار، پروستات، مدولا بلاستوما، ریه و پانکراتیت بیان می شود.

داروهای مختلفی برای مهار TrkB در بازار موجود می باشد که شامل CEP-۷۵۱ و (lestaurtinib)CEP-۷۰۱است(۹۱, ۹۲)، k۲۵۲ ماده شیمیایی که باعث مهار این گیرنده با مهار رشد سلول کاریو کارسینو ما و متعاقبامنجر به افزایش سطح آپاپتوزیس و کاسپاز ۳.۷ شده است، بنابراین مشخص شد که لیگاند BDNF ,Trk b عامل مهمی در رشد سلو لهای کاریوکارسینوما است و مهار این مسیر توسط k۲۵۲α به عنوان یک درمان جدید برای بیماران کاریو کارسینوما مطرح می باشد .

پپتید درمانی

پروتئین ها در بدن دارای نقش بسیار مهم و گسترده ای در فرآیندهای بیولوژیک، انتقال مواد به درون سلول ها و بیرون از آن، تشکیل رسپتورها، تسریع واکنش های بیوشیمیایی و فرآیند سیگنالینگ بر عهده دارند. تاکنون ۲۵۰۰۰ الی ۴۰۰۰۰ ژن در بدن انسان تخمین زده شده است و با برآورد نقش ژن ها و تعداد زیادی از پروتئین های حیاتی که خود بر مبنای تغییرات ساختمانی مولکول های بسیار زیادی را تولید می کنند میتوان به تعداد بیشتر آنها در بدن پی برد. پروتئین ها دچار تغییراتی شوند که کارآیی آنها تغییر نماید، این امر موجب بروز ناهنجاری در سیستم بیولوژی و یا موتاسیون آنها منجر خواهد شد. از دیدگاه درمانی نیز این امر امکان ورود و بکارگیری بسیاری از مولکول های درمانگر پروتئینی جدید را به همراه خواهد داشت. در حال حاضر بیش از ۱۳۰ پروتئین و یا پپتید درمانی

وجود دارد که کـاربرد درمـانی آنهـا توسـط FDA تاییـد شـده اسـت. پـروتئین های درمان کننده نسبت به مولکـول هـای کوچـک دارویـی از مزایـای ویـژه ای برخوردارند. پروتئین هـا اغلـب دارای عملکـرد بسـیار اختصاصـی و پیچیـده ای هستند که از این نظـر نسـبت بـه مـواد شـیمیایی سـاده دارای مزیـت هسـتند. ثانیـا از آنجـایی کـه داروهـای پروتئینـی دارای عملکـرد بسـیار اختصاصـی هسـتند، لـذا بـر روی سـایر فرآینـدهای بیولوژیـک غیـر مـرتبط اثـر سـوئی نخواهنـد گذاشـت و از ایـن نظـر کمتـر دارای عـوارض جـانبی هسـتند. همچنین بدلیل آنکه پروتئین های طبیعی مطابقـت بـا بـدن خواهـد داشـت لـذا مصرف آنها با تحمل بالا تر و پاسخ ایمنی کمتری خواهد بود.

در مواردی که بیماری مربوط به نقص و یا تغییر یک ژن باشد، کاربرد پروتئین های درمانگر مشابه ژن ها عمل خواهد کرد و در این موارد دیگر نیازی به ژن درمانی که همراه عوارض جانبی نیز می باشد نیست. همچنین FDA فرآیند بررسی و تایید کاربرد پروتئینهای درمانگر را نسبت به فرآورده های متداول دارویی سریع تر انجام میدهد. در یک مطالعه ای که مربوط به مقایسه طول زمان بررسی بین ۳۳ پروتئین دارویی و ۲۹۴مولکول دارویی که برای اخذ تاییدیه از FDA در طی سال های ۱۹۸۰ الی ۲۰۰۲ ارسال بود انجام گردید مشخص شد که این طول زمان برای پروتئین های دارویی تقریبا یک سال سریع تر می باشد.در ضمن چون پروتئین ها از نظر عملکرد و ساختار شکل گیری بسیار اختصاصی هستند، لذا شرکتهای دارویی طول دوره پتنت بیشتری برای آنها درخواست می کنند. دو مزیت اخیر که برای پروتئین های درمانگر وجود دارد سبب شده تا دور نمای اقتصادی بسیار جالبی برای آنها نسبت

به داروهای متداول ترسیم شود. اکثر داروهای پروتئینی حاصل فناوری DNA نو ترکیب است مگر برخی از موارد کم مانند آنزیم های پانکراس و یا مهار کننده های آلفا-۱-پروتئاز که از استخراج بافت های حیوانی و پلاسمای انسانی بدست می آید. سیستم های بیولوژیکی که از آنها پروتئین های نوترکیب بدست می آیند. عبارت از انواع باکتریها، مخمرها، سلول های جانوری و حشرات و گیاهی و سلول های حاصل از حیوانات دستکاری شده ژنتیکی میباشد. مرحله دیگری که از این پروتئین ها میتوان فرآورده های اصلاح شده بدست آورد عبارت از بهینه کردن آنها بر مبنای گلایکوزیله کردن، فسفریلاسیون و تجزیه پروتئولیتیک میباشد، بطور مثال باکتری ها نمیتوانند واکنش های گلایکوزیله شدن انجام دهند، لذا بر مبنای هر یک از تغییرات فوق میتوان پروتئین اصلاح شده ای با مزایای بیشتری را بدست آورد، بطوریکه پروتئین های گلیکوزیله شده دارای طول عمر بیشتر با خواص ایمنی زایی تشدید شده می باشند، بطور مثال فرآیند گلیکوزیله شدن در مولکول اریتروپوئیتین سبب افزایش طول اثر آن می شود، شاید مولکول انسولین اولین دارویی بود که بر مبنای آن تمایل به تغییرات و بهینه سازی آن ایجاد شد. سابق بر این انسولین حاصل استخراج و خالص سازی از پانکراس بود و این نوع فراورده ها حداقل سه عدم مزیت را با خود داشت، اول آنکه محدودیت حیوانی برای استخراج برای آنها وجود دارد و ثانیا هزینه این نوع استخراج از حیوان زیاد و نیازمند صرف وقت بوده و ثالثا در برخی مواقع نسبت به این نوع فراورده ها آلرژی همراه پاسخ عدم تحمل پذیری همراه است.این محدودیت ها باعث شده بود تا تحقیقات بر مبنای جدا سازی ژن تولید کننده انسولین انسانی حاصل و سپس آنرا در E.Coli به نوعی با مهندسی ژنتیک وارد نمایند که سبب تولید انسولین انسانی از طریق

فناوری DNA نوترکیب بشوند، در نهایت این فناوری موجب تهیه صنعتی انسولین انسانی با مزایای کم هزینه تر و در دسترس تر و با حالت خطر کمتر و با ایمنی زایی همراه بشود. این فراورده در سال ۱۹۸۲ توسطFDA تایید شد. پروتئین های نوترکیب نسبت به سایر پروتئین ها دارای مزیت هایی هستند. یکی از این مزیت ها آن است که نسخه کپی شده و بازنویسی شده از ژن انسانی میتواند همانند دقیقی از ترکیب طبیعی بدن باشد و بطور اختصاصی عمل نماید و نسبت به آن نیز واکنش ایمنی کمتری در بدن داشته باشد. ثانیا پروتئین های نوترکیب بطور موثرتر و با هزینه کمتری و با فراوانی بیشتری تولید می شوند. یکی از موارد کاربرد فرآورده های نوترکیب در درمان بیماری گوشه (gauchet) است. این عارضه ژنتیکی و نقص متابولیکی لیپیدی در اثر کمبود آنزیم بتا گلوکوروسربروزیداز بوجود می آید و سبب بزرگ تر شدن کبد و طحال می گردد و در پوست بدن نیز زخم هایی همراه رنگ دانه هایی ایجاد می شود. این آنزیم در ابتدا از جفت انسانی استخراج و حاصل میشد.

برای درمان یک بیمار در سال نیاز بود تا این آنزیم از ۵۰۰۰۰ جفت انسانی استخراج و خالص سازی شود که از نظر عملی کار بسیار زیادی لازم بود. آنزیم بتا گلوکوروسربروزیداز بصورت نو ترکیب تهیه شد و این آنزیم با این فناوری نه تنها به حد کافی تولید میشود بلکه خطر انتقال عوامل ویروسی نیز از بین رفت. مزیت دیگر کاربرد فرآورده های نوترکیب عبارت از امکان بهینه سازی در این نوع پروتئین ها است. در این زمینه نیز گلوکوروسربروزیداز مجددا مثال جالبی است. زمانی که در این آنزیم آرژنین ۴۹۵ با هیستیدین جابجا میشود امکان اتصال قند مانوز به

پروتئین فراهم می شود. مانوز متصل به پروتئین سبب شناسایی مولکول توسط گیرنده های کربوهیدراتی ماکروفاژها شده و سبب تسهیل فرآیند نفوذ مولکول از طریق اندوسیتوز به درون سلول و اتصال موثر تر به لیپید های درون غشایی و تجمع موثر تر آن می شود. این فناوری سبب تهیه داروهای موثر تر میشود. بطوریکه در طی ۲۵ سالی که این فناوری توسطFDAمورد تایید قرار گرفته است تعداد زیادی از فرآورده های نوترکیب وارد درمان شده اند. تقریبا بیش از ۱۳۰ پروتئین که ۹۵ عدد از آنها نوترکیب هستند در بین فرآورده های مورد تاییدFDAدر بازار موجود هستنند و تعداد بیشتری نیز در راه هستند. تقسیم بندی درمانی و فارماکولوژیک این نوع فرآورده ها در ذیل ارائه میشود. دقت داشته باشید که این تقسیم بندی مربوط به این نوشته است و صرفا برای تقسیم بندی میباشد.

پروتئین های گروهI ، این گروه شامل آنزیم ها و پروتئین های تنظیم گر درمانی است. در این دسته پروتئین های درمانگر به جای کمبود پروتئین های طبیعی جایگزین و مورد استفاده قرار میگیرند. بخشی از دسته اول یا زیر گروه Ia شامل فرآورده هایی نظیر لاکتازها، فاکتور VIII و فاکتور IX مورد استفاده در هموفیلی می باشد. این نوع فراورده ها عمدتا در جایگزینی نقص و کمبود پروتئین های طبیعی کاربرد دارند و انسولین مثال دیگری از این نوع فراورده ها میباشد. مثال دیگری از این نوع فراورده ها داروی مورد استفاده در سیستیک فیبروزیس است.در این بیماری در اثر نقص کانال های کلرید که در اثر نقص متابولیکی در ژن CFTRایجاد شده سبب میشود تا آنزیم های پانکراسی نتوانند در اثر غلیظ شدن به مجرای دودنوم راه یابند و لذا مجاری پانکراسی مسدود میشوند. در اثر این نقص آنزیمی غذا هضم نمیشود و سوء تغذیه حاصل میشود. در این بیماران عمدتا آنزیم های

پانکراس حیوانی همراه دیاستازهایی نظیر لیپاز، آمیلاز و پروتئاز ها بمنظور هضم قندها، چربی ها و پروتئینها داده می شود. در بیمارانی که پانکراس آنها برداشته شده و یا مبتلا به عفونت شده نیز این فراورده مخلوط تجویز می شود. بعضا لازم میشود تا زمان حضور فراورده ای در بدن افزایش یابد در این حالت از داروهای بخش دوم دسته اول که اصطلاحا در اینجا گروه Ib نامیده میشوند استفاده می گردد. مثال واضح این بخش اریتروپوئیتین می باشد .این پروتئین از کلیه ها ترشح میگردد و مغز استخوان ها را وادار به تولید اریتروسیت ها میکند. در بیماران سرطانی همراه آنمی و در بیماران نارسایی شدید کلیه که از کم خونی رنج می برند از اریتروپوئیتین نوترکیب استفاده می شود.

G-CSF و GM-CSF مثال دیگری از این دسته است. این فراورده سبب تحریک و تولید نوتروفیل ها و مقابله با عفونت ها میشود. بیماران ترومبوسیتوپنی نیز با اینترلوکین IIدرمان میشوند. این فراورده سبب افزایش پلاکت ها و پیشگیری از خونریزی میشود. پروتئین هایی مانند FSH و HCG نیز در این بخش وجود دارند و در روش باروری خارج از بدن یاIVF کاربرد دارند. فراورده های این بخش از اهمیت حیاتی زیادی برخوردارند Altepase .که یک فراورده نوترکیب فعال کننده پلاسمینوژن بافتی است و اصطلاحا به tPA و یا PLAT نیز نامیده میشود و در درمان رفع لخته شدن خون در ایسکمی ها کمک میکند در این زیر گروه وجود دارد.tPAتوسط سلولهای اندوتلیال عروق ترشح می شود tPAدرون بدن سبب تولید پلاسمین از پلاسمینوژن میشود و نهایتا فیبرین و لخته فیبرینی را از بین می برد. گرچهtPA طبیعی در مجاورت لخته خون ترشح میشود ولی معذالک تجویز

فراورده خارج از بدن آن نیز سبب کمک به این امر و تسریع آن میشود. فراورده Retiplaseفرم نوترکیب و اصلاح شده tPA است و در سکته های قلبی کاربرد دارد Enecteplase نیز فراورده دیگری است که بطور موثر تری به پلاسمینوژن متصل می شود و کمک به حل شدن لخته میکند. معمولا فعالیت یک پروتئین درمانگر زمانی مورد نیاز می باشد که نقص عملکرد پروتئین طبیعی در کار باشد. وظیفه پروتئین های بخش Ic از گروه اول مربوط به آنهایی می شود که به نوعی با تغییرات مولکولی همراه هستند ولی عملکرد مشابه پروتئین های طبیعی دارند .پاپایین نوعی پروتئین است که از میوه پاپایا در اثر استخراج بدست می آید و در زخم ها کاربرد درمانی دارد. در اکثر زخم ها برداشتن آنها از موضع و یا سوختگی چاره کار بوده است. یک نوع از دزاوکسی ریبونوکلاز نوترکیب I بنام DNASE1دارای کاربرد درمانی جالبی شده است. در حقیقت این فراورده در سیستیک فیبروزیس سبب بهبود بیماری و مهار سنتزDNAخاصی در لوله های تنفسی می شود.

اینDNAمیتواند سبب تولید پلاگ موکوسی در ریه ها شود و منجر به برونشیت و بیماری سیستیک فیبروزیس شود. مثالهای دیگری نیز در این زمینه وجود دارد. بطور مثال در لوکمی لنفوبلاست، سنتز آسپاراژین به عنوان یکی از عوامل حیاتی متوقف میشود. آسپاراژیناز چپ گرد حاصل از باکتری میتواند تجزیه آسپاراژین را در سرم کاهش داده و این نقص را تا حدی برطرف نماید. ژن سنتز شده از مدل طبیعی موجود در بزاق نوعی زالوکه ماده ای بنام hirudin دارد و بر آن مبنا و بر اساس فناوری نوترکیب پروتئین مشابه آن سنتز شد نیز دارویی است که مانع از لخته شدن در افراد تحت درمان با هپارین میکند موجود است .مثال دیگر در مورد استرپتوکیناز است که این فراورده نیز سبب هضم لخته و به عنوان یک فعال کننده

پلاسمینوژن است و متعلق به بخش C از گروه یک می باشد. پروتئینهایگروهII با استفاده از فناوری تهیهDNA نوترکیب میتوان برخی از مونوکلونال آنتی بادی ها و زیست چسب ها با خواص اتصال یابندگی اختصاصی را تهیه کرد .پروتئین های درمانگر بخش IIa از فراورده هایی تشکیل میشوند که دارای محل تشخیص اختصاصی برای اتصال به ایمونوگلوبولین ها و یا با قدرت اتصال به سایت های رسپتوری برای تحریک سیستم ایمنی برای از بین بردن سلول های بدخیم و برخی از مولکول ها را دارند. این نوع فراورده ها با جایگزین شدن بر روی محل اتصال مولکول مورد هدف سبب عدم دسترسی برای از کار انداختن آنها می شوند. بطور مثال فراورده های بیولوژیک متصل به عوامل (bioadhisins) با اتصال اختصاصی بر روی بخشFc ایمونوگلوبولین ها اثر می نماید. با توجه به اینکه بخش Fcاز ایمونوگلوبولینها توسط سلول های ایمنی شناسایی میشوند. لذا مجموعه پروتئین درمانگر و این بخش میتوانند بر روی سلول متصل شده و سپس دارو با مکانیسم اندوسیتوز وارد سلول شده و سبب بروز اثر دارو ها شود .

بخش Fc با اتصال بر روی سلول میتواند از تحریک واکنش ایمنی سبب نابودی سلول شود. این عمل از بین بردن سلول های نا خواسته می تواند بکمک ماکروفاژها و یا هر نوع کمپلکس شدن موثر دیگری نیز انجام شود. برخی از داروهای دسته IIa مانند etanercept که با ایمونوگلوبولین متصل شده باشد تاکنون برای درمان تورم اجازه ورود به بازار را اخذ کرده اند. این فراورده پروتئینی بین دو پروتئین انسانی یعنی رسپتورTNFو بخشFc یک ایمونوگلوبولینIgGساندویچ میگردد .بخش رسپتوریTNFاز فراورده بر رویTNF مازاد پلاسمایی متصل میشود و بخشFc نیز

میتواندTNFرا بر روی سلول به منظور نابود سازی آن مستقر نماید. با این کار فراورده می تواند اثر نا خواستهTNFرا از بین ببرد و سبب بهبودی تورم در بیماریهایی نظیر پسوریازیس و یا آرتریت شود. فراورده دیگر این دسته infliximabاست. این فراورده می تواندTNF آلفا را هدف قرار داده و سبب از کار انداختن اثر آن شود و بمنظور درمان در آرتریت روماتوئید و تورم سندرم bowel موثر باشد. برخی دیگر از فراورده های این دسته بمنظور درمان عفونت ها نیز بکار میروند. بطور مثالpalivizumab که یک آنتی بادی مونوکلونال است و میتواند به پروتئینRSV متصل شود و سبب از کار انداختم اثر ایمنی این ویروس میشود.از این دسته میباشد.

داروی Enfuvirtide نیز مثال دیگری از پروتئین های درمانگر گروه II می باشد که البته مونوکلونال نیست. این فراورده با اتصال به۴۱gp.۱۲۰gpویروس ایدز سبب از کار انداختن مکانیسم ورود ویروس به سلول می شود. در حقیقت این پپتید ۳۶ آمینواسیدی از تغییر شکل۴۱gpکه برای بیماری زایی و ورود ویروس به سلول مهم است جلوگیری میکند. زمینه دیگری که داروهای دستهIIAبرای آن بکار میرود در درمان سرطان های خون است. بطور مثالrituximab که یک مونوکلونال آنتی بادی chimeric انسانی. موش است با اتصال بهCD ۲۰که یک پروتئین غشایی است و در لنفوم های غیرهوچکینی بر روی لنفوسیت های B ایجاد میشود سبب موثر بودن و هدف قرار دادن سلول ها از این طریق و نهایتا نابودی آنها میشود. علی رغم آن که این فراورده غالبا با عوامل شیمی درمانی آنتراسیکلینی در درمان همراه میکنند ولی این مونوکلونال آنتی بادی از فراورده هایی است که در موارد درمان تکی آن نیز تایید شده است. فراورده دیگر این دسته Cetuximab است که در درمان

سرطان کولون رکتال بکار میرود و یک مونوکلونال آنتی بادی متصل شده به EGFR است و سبب تاخیر رشد سلول های سرطانی و پرولیفراسیون آنها میشود. دراین دسته داروهای زیادی در مسیر اخذ ورود به بازار قرار دارند و عمدتا در درمان سرطان و تورم های با منشا ایمونولوژیک بکار می روند. پروتئین های گروهIII با رشد و گسترش فناوری DNA نوترکیب زمینه- های شناخت مکانیسم های مولکولی مبارزه با سرطان از طریق تحریک سیستم ایمنی نیز گسترش یافت. واکسن های پیشگیری کننده و درمانگر در این گروه قرار می گیرند. برای مقابله با ارگانیسم های مهاجم به بدن و یا سلول های بدخیم میبایستی که سیستم ایمنی از طریق سلول های T کمکی آماده باشند.

سیستم ایمنی بر مبنای تحریک آنتی ژنیک که توسط اولیگوپپتید استخراج شده از پروتئین های ارگانیسم مهاجم و یا سلول های سرطانی ایجاد می شود. واکسن های متداول مانند فلج اطفال و یا سرخک بر مبنای حرارت دادن و غیر فعال نمودن بدست میایند و متاسفانه این روش همراه عوارض جانبی نیز میباشد. با تزریق پروتئین های موثر اختصاصی شاید بتوان سبب تحریک اختصاصی سیستم ایمنی علیه یک عامل خارجی نمود. پروتئین های دسته IIIa عمدتا علیه عوامل و یا توکسین آنها میباشند. با استفاده از فناوری نوترکیب پروتئین آنتی ژن سطحی B و یا (HBsAg) که یک پروتئین غیر بیماری زا از ویروس هپاتیت B است بدست آمد. اخیرا نیز واکسن علیه پاپیلوما ویروس (HPV) که عامل بروز زگیل های تناسلی است و از پروتئین های کپسیدی ویروس بدست آمده و علیه سرطان گردن رحم نیز موثر است به بازار آمده است. همچنین سایر پروتئین ها نیز که علیه عارضه خود

ایمنی باشد و سبب تخفیف این عارضه شود نیز وجود دارد که به آنها اصطلاحا پروتئین های خودی یا self-protein نیز می گویند. بر مبنای یک نظریه با تجویز مقادیر زیاد این نوع پروتئین ها خود به خود در بدن علیه پروتئین های خودی مقابله صورت می گیرد .این فراورده ها در دسته IIIb قرار می گیرند که عمدتا در مقابله با بیماری های اتوایمیون موثر هستند. جنین ها در ممکن است در برابر تجویز واکسن ها به مادر واکنش های متفاوتی را از خود نشان دهند. ممکن است که بعضا بعلت واکنش های ایمنی (عدم مطابقت (RH که در بدن مادر به صورت واکسن از جنین قبل باقی مانده باشد سقط های بعدی ایجاد شود. در این موارد آنتی ژن های Igآنتی RH D می تواند موثر باشد(۹۹)، حتی اگر جنین RH مطابق نیز نداشته باشد. پروتئین های دسته IIIc شامل موارد واکسنهای ضد سرطان است. واکسنهای ضد لنفوم های غیر هوچکینی سلول های بتا که اخیرا توسط FDA مورد تایید قرار گرفته اند از این موارد می باشد، پروتئین های گروه IV ،این فراورده ها عمدتا در درمان بکار نمیروند ولی برای تشخیص بیماری ها چه در بدن و یا خارج از بدن باشد استفاده میشوند. یکی از این موارد استفاده از آنها در تشخیص در مجاورت قرار گرفتن افراد با عامل بیماری سل است. با تزریق زیر جلدی پروتئین غیر بیماری زای حاصل از میکروارگانیسم قابل تشخیص خواهد بود که آیا فرد در تماس با عامل بیماری زا قبلا قرار گرفته است یا نه. پروتئین تشخیصی GHRH مورد دیگری از این پروتئین ها است که بر مبنای آن تشخیص داده می شود آیا این هورمون در هیپوفیز ترشح می شود یا نه .پروتئین نوترکیب و تشخیصی secretin نیز برای تشخیص بیماری عدم ترشح مادرزادی شیره های پانکراس و گاسترین می باشد. پروتئین تشخیصی کنترل بقایای سلولهای سرطانی تیروئید نیز مثال دیگری است. قبل از

این، بیماران برا ی تست تشخیصی مجبور بودند که علی رغم هیپوتیروئیدیسم خود داروی تیروئدی خود را قطع کنند و سپس با تست تشخیص برداشت TSH رادیو اکتیو این امر انجام می شد ولی با ارائه نوع نوترکیب TSH دیگر بیماران نه تنها داروی خود را قطع نمی کنند بلکه دقت تشخیص بیشتر نیز می شود. سایر پروتئین های تصویر برداری نیز وجود دارند که در جای خود از اهمیت ویژه ای برخوردارند و در تست های سرطان و یا تشخیص ضایعات قلبی کاربرد های جالبی را دارند. کاربرد آنزیم های ایمینواسی برای تست HIV نیز از این موارد است. در این تست ها آنتی ژن اختصاصی تهیه شده با ژن های gag ، pol، env از ویروس که در هنگام تماس با ویروس دیده شده اند واکنش می دهد. همچنین تست های خوراکی ایدز نیز وجود دارد .بحث پیرامون کاربرد پروتئین های درمانگر، علی رغم گسترش این نوع پروتئین ها که مورد اشاره نیز واقع شدند ولی بحث های زیادی پیرامون آنها وجود دارد. حلالیت پروتئین ها، راه تجویز آنها نوع توزیع آنها در بدن و پایداری آنها از مهم ترین موارد است که موفقیت آنها را تضمین باید بنماید. در حقیقت پروتئین ها مولکول های بسیار بزرگی هستند که ممکن است توسط برخی آنزیم های پروتئاز نابود شوند و نیمه عمر آنها از این نظر کاهش یابد. بطور مثال بهینه کردن اینترفرون با PEG بمنظور طولانی تر کردن نیمه عمر آن و ایجاد موثر تر پاسخ ایمنی در برابر تجویز آن میتواند از مزایای کاربرد پروتئین های پگیله شده باشد.

نگرانی دیگری که پیرامون کاربرد پروتئین های درمانگر وجود دارد واکنش سیستم ایمنی بدن در برابر آنها است. در پاسخ نیز باید توجه داشت که پروتئین های نوترکیب و یا کاربرد آنتی بادی های مونوکلونال عمدتا سبب بروز پاسخ سریع

سیستم ایمنی علیه یک عامل مهاجم می نماید و چون این نوع پروتئین ها از شباهت زیادی به پروتئین های طبیعی برخوردار است. لذا علی رغم کاربرد وسیع آنها امکان بروز عارضه ایمنی علیه آنها کمتر به چشم خورده است. در سال های اخیر توجه بیشتری به آنتی بادی های مونوکلونال انسانی شده است.مینی آنتی بادی AMG۵۳۱که برای ایجاد ایمنی در برابر ترومبوسیتوپنی بکار میرود مثالی در این مورد است. بهینه سازی مانند گلیکوزیله کردن، فسفریلاسیون و سایر اصلاحات نیز در افزایش کارایی پروتئین های درمانگر موثر بوده است.

پپتید درمانی دارای چندین خصوصیت هستند زمانی که با مولکولها یا پروتئین های درمانی مقایسه می شوند ، که از این خصوصیات می توان قابلیت سازگاری ساختاری بالا با پروتئین مورد نظر ، توانایی اختلال در اینتر کشن های پروتئین و پروتئین و سایز کوچک می باشد.پپتیدها در مقایسه با سایرین از تطابق بالاتری با گیرنده برخوردار می باشند وبا توانایی بالایی در تخریب تداخل پروتئین - پروتئین دارند ،همچنین به دلیل اندازه ی کوچک آنها طراحی آنها ساده تر می باشد، اگرچه پروتئین های درمانی مانند مونوکلونال آنتی بادی به عنوان داروهای موفقی در درمان بیماریهای مختلفی می باشند. و به گیرنده ها متصل می شوند ولی نمی توانند به سلول وارد شوند چون سایز آنها خیلی بزرگ است ولی پپتید ها به دلیل اندازه کوچک خود می توانند وارد سلول شوند و این شانس پپتید ها را به عنوان کاندید های دارویی افزایش می دهد، تا به حال تعداد زیادی پپتید وارد مرحله استفاده کلینیکی شده اند. و همچنین تولید داروهایی پپتیدی امروزه در حال افزایش می باشد.

بیو انفورماتیک

بیوانفورماتیک علم نوینی است که در آن بااستفاده از کامپیوتر، نرم افزارهای کامپیوتری وبانکهای اطلاعاتی سعی می گردد تا به مسائل بیولوژیکی بخصوص در زمینه های سلولی و مولکولی پاسخ داده شود در این علم با بکارگیری کامپیوتر تحقیقات وسیعتری در خصوص پروتئین ها و ژنها بعمل آمد. بدینترتیب دو فعالیت برجسته ای که بیوانفورماتیک دانان به آن مشغول هستندپروتئومیک و ژنومیک می باشد. علم بیوانفورماتیکمی تواند ابزاری در جهت توسعه تکنولوژی مهندسی ژنتیک و مهندسی پروتئین باشد. حجم فوقالعاده زیاد دادهها جهت نگهداری و مقایسه های میلیونی رکوردها بسیار مشکل است وگاهی غیر ممکن است ، یکی از کاربردهای بیوانفورماتیک تحلیل این دادهها جهت پی بردن به معمای تکامل هستی است ، حل این معما در میلیاردها نوکلئوتید درون ژنوم موجودات زنده نهفته است. پروتئین ها نیز زنجیره ای از آمینواسیدها هستند، بیش ازبیست نوع آمینواسید وجود دارد که با نسبت دادن یک علامت به هر کدام، توالیپروتئینی نشان داده می شود. هر سه تا باز روی DNA یک آمینواسید را کد میکنند. به این ترتیب از روی یک توالی ژنی، می توان توالی پروتئینی خاص آنرا به دست آورد. به این ترتیب نخستین و مهمترین شباهت زیست شناسیمولکولی و علوم کامپیوتر نمایان شد: توالی ها ، داده هایی دیجیتالی هستند .قسمت عمده ای از داده هایی که در مدلها ، الگوریتم ها و پایگاه های دادهای (Data base) بیوانفورماتیک مورد تحلیل قرار می گیرند ، به توالی هااختصاص دارد.

فلو سایتو متری

فلوسایتومتری روش دستگاهی بسیار سریع و قدرتمندی است که برای شناسایی ذرات (سلول‌ها) و ارزیابی خصوصیّات آنها به کار می‌رود. ذرات مورد آزمایش به صورت معلق در مایع با سرعتی حدود ۵ تا ۵۰ متر در ثانیه از میان منفذی باریک و از مقابل پرتوی باریک از نور لیزر عبور می‌کنند. بدین ترتیب امکان جمع‌آوری اطلاعات مربوط به ۵۰۰۰ تا ۵۰۰۰۰ سلول در هر ثانیه فراهم می‌شود. غالباً حجم مورد نیاز از نمونه مورد آزمایش نیز خیلی کم و حدود ۱۰۰ میکرولیتر می‌باشد. در مورد دقت آن نیز باید گفت که قادر است تعداد ۱ سلول سرطانی در میان ۱۰۰۰۰ تا ۱۰۰۰۰۰ سلول عادی موجود در نمونهٔ مغز استخوان را شناسایی کند. فلوسایتومتری در بخش‌های تحقیقاتی و در آزمایشگاه‌های تشخیصی کاربرد وسیعی دارد و برای تشخیص بیماری‌ها، تعیین پیش آگهی و هم برای ارزیابی درمان بدخیمی‌ها کاربرد دارد. این روش بر خصوصیات پراکنده سازی نور توسط سلول‌ها و نیز بر نشر فلورسانس از آنها استوار است. نشر فلورسانس می‌تواند با استفاده مستقیم از مواد رنگ‌کننده فلورسانت حاصل شود (مثل رنگ کننده‌های DNA یا RNA که هم خصوصیت فلورسانس بودن را دارا هستند و هم خود انتخاب می‌کنند که به کدام جزء سلولی متصل شوند) یا ترکیبی از رنگ فلورسنت با آنتی‌بادی‌های مونوکلونال تحت نام عمومی کونژوگه مورد استفاده قرار می‌گیرد. در این حالت انتخاب محل اتصال به سلول، توسط جزء آنتی‌بادی موجود در کونژوگه صورت می‌گیرد و این آنتی‌بادی است که به صورت کاملا اختصاصی آنتی‌ژن هدف را بر روی سلول یا در داخل آن شناسایی کرده و به آن متصل می‌شود و جزء فلورسانت موجود در کونژوگه ابزاری برای ردیابی محل و میزان آنتی‌بادی‌های متصل شده به هدف می‌باشد.

آپوپتوز یکی از شکل‌های مرگ سلول می‌باشد که از نظر بیولوژی اهمیت زیادی دارد و به همین دلیل ردیابی و اندازه‌گیری آپوپتوز در تحقیقات و موارد بالینی اهمیت پیدا می‌کند. سلول‌های در حال آپوپتوز نشانه‌های زیادی دارند که قابل اندازه‌گیری با فلوسایتومتری می‌باشند این نشانه‌ها عبارتند از تغییرات در غشاء پلاسمائی سلول، تغییرات در نفوذپذیری غشاء پلاسمائی، تغییرات در نفوذپذیری غشاء میتوکندری، فعال‌سازی کاسپازها و شکستگی‌های DNA سلولی. شناسایی هر یک از این تغییرات به تنهایی یا ترکیبی از آنها به وسیلهٔ فلوسایتومتری، امکان شناسایی و اندازه‌گیری سلول‌های آپوپتوتیک را از میان مخلوطی از سلول‌های دیگر فراهم می‌کند همچنین اطلاعات با ارزشی در بارهٔ مسیر مولکولی مرگ سلول‌ها به دست می‌آید.

Western Blot

وسترن بلاتینگ یکی از روشهای بلاتینگ است که برای تشخیص و آنالیز پروتئین‌هااستفاده می‌شود. این روش یک آزمایش تأییدکننده است ومی تواند چند نوع پروتئین را بررسی می‌کند . این روش در مقایسه باتست الیزا[۱] اختصاصی‌تراست ولی ازحساسیت کمتری برخورداراست. این روش آزمایشگاهی دارای ۳ مرحله است: اول انتقال به ژل الکتروفورز دوم انتقال به غشاء نیتروسلولز و سوم شناسایی پروتیئن اختصاصی. ابتدا پروتئین‌های تفکیک شده بر روی ژل الکتروفورزبه غشاء منتقل می‌شود. سپس از آنتی بادی‌هابرای مشخص کردن پروتئین‌ها استفاده می‌شود.

از اولین مهار کننده های Trk b، که توسط Camoratto AMو همکاران وی انجام گردید، می توان به CEP-۷۵۱، (lestaurtinib)CEP-۷۰۱ اشاره نمود که دارای IC۵۰ % ۱۰۰ نانو مولار می باشد ، که این دو ترکیب رشد تومور را درمدل زنوگرافت سرطان های پروستات و پانکراتیت ، نورو بلاستو ما و مدولابلاستوما کاهش داده اند.از دیگر ترکیبات مهار کننده Trk Bکه توسط K Thress et al صورت گرفت ، میتوان به -AZ ۲۳ اشاره نمود که در غلظتهای۲-۸ نانو مولار این گیرنده را مهار می کند. مهار کننده دیگر این رسپتورکه توسط Tapley طراحی شد، K۲۵۲a می باشد که دارای IC۵۰٪، ۱۰ تا ۳۰ نانو مولار می باشد و ماده شیمیایی دیگر GNF-۵۸۳۷ می باشد که باعث مهار این گیرنده در مدل موشی شده است. در مطالعه ای دیگر که توسط Lu Zhang انجام شد نشان داد که مهار Trkb با استفاده از ShRNA بر روی رده سلولی U۲۶۶ مولتیپل مایلوما باعث مرگ در این رده سلولی می شود. **مزایای پپتید درمانی**

در چند دهه اخیر چندین ماده به عنوان عامل مهار کننده پروتئین BDNF و مهار اتصال آن به رسپتورTRK B و در نهایت مهار رگ زایی و همچنین مهار تولید بیش از حد سلو لهای سرطانی توسط محققین طراحی شده اند ، مانند Cephalon'sAstraZeneca و CEP-۷۰۱ که در مرحله کار آزمایی بالینی می باشد، مثال دیگر یک RNA تداخلی کوچک (siRNA)به نام K۲۵۲a می باشد که بر علیه بیان این رسپتور طراحی شده است، یکی دیگر از عوامل مهاری این رسپتور توالی پپتیدی سیکلو تراکسین با توالی (TKCNPMGYTKE) می باشد که در مطالعه انجام شده توسط محققین ، رسپتور TRKB را در مدل موشی مهار کرده است، روشهای مختلفی برای درمان سرطان وجود دارد که می توان ه جراحی ، شیمی درمانی، رادیو تراپی، بیو تراپی اشاره نمود، در میان روشهای ذکر شده

داروهای پپتیدی به دلیل داشتن مزایایی از جمله اندازه کوچک آنها، قابلیت انطباق بالای آنها برای اتصال با اهداف دارویی، توانایی اختلال در اتصال پروتئین –پروتئین ، تجمع کمتر آنها در بافتهای بدن، عوارض جانبی کمتر و همچنین اتصالات پپتیدی و پروتئینی بسیار اختصاصی مورد توجه محققین قراردارد.

فصل پنج : آنزیم ها و ساختار و مکانیسم آن ها

آنزیم ها مواد پروتئینی هستند که توسط همه موجودات زنده ساخته می شوند و کاتالیز واکنش های شیمیایی را در سلول به عهده دارند. آنزیم ال آسپارژیناز هیدرولیز آسپارژین را به آسپار تیک اسید بر عهده دارد و توسط انواع مختلف سلول ها به ویژه میکروارگانیسم ها تولید می شود. آنزیم آسپارژیناز کاربردهای مختلف صنعتی و دارویی متعددی دارد. آسپارژیناز به عنوان ماده افزودنی به مواد غذایی افزوده می شود و جلوی سنتز اکریلامید که یک ماده کارسینوژن است را می گیرد. شناسایی آسپارژیناز به عنوان داروی ضد سرطان به سال ۱۹۵۳ میلادی و هنگامی که دانشمندان در موش و رت مبتلا به لوسمی لنفوبلاستیک حاد سرم خوک را تزریق کردند و مشاهده شد که پیشرفت بیماری کنترل شد ، باز می گردد . بعدها مشخص شد که این خود سرم به تنهایی نبود که باعث مهار تومور شده است بلکه آنزیم ال آسپارژیناز در مهار تومور موثر بوده است. بعد از انجام تحقیقات گسترده مشخص شد که آسپارژیناز به دست آمده E.coli و Erwinia بهترین نوع داروی ضد سرطان است. آسپارژیناز هم چنین به عنوان دارو با نام تجاری ال آسپار برای درمان لوسمی حاد لنفوبلاستیک به کار می رود. بر خلاف سایر داروهای مورد استفاده در درمان لوسمی حاد لنفوبلاستیک، آسپارژیناز را می توان به صورت درون عضلانی و داخل وریدی بدون ترس از تحریک بافت به کار برد.

آنزیم ها و ساختار آن ها

آنزیم ها موادی پروتئینی هستند که توسط سلول ها تولید شده و به عنوان کاتالیست جهت سرعت بخشیدن به این واکنش های شیمیایی که در سلول رخ می دهند، عمل می کنند. آنزیم ها می توانند سرعت واکنش های سلول را تا ۱۰۶ تا ۱۰۱۲ افزایش داده و این امکان را ایجاد کنند که واکنش ها در دمای عادی سلول انجام بگیرد. کار یک آنزیم این است که ساختار مولکول مورد نظر را تغییر می دهد که این تغییر می تواند اضافه کردن یک اتم به مولکول، شکافتن یک مولکول به دو مولکول کوچک تر یا به هم پیوند دادن دو یا چند مولکول کوچک برای ایجاد یک مولکول بزرگ تر باشد اما حقیقت اصلی و ثابت این است که آنزیم همواره سبب ایجاد تغییری گذرا در ماده مورد نظر می شود.

آنزیم ها همانند سایر پروتئین ها از آمینو اسیدها تشکیل شده اند اما از لحاظ عملکرد با آن ها متفاوت اند و این توانایی را دارند که بدون این که ساختار خودشان دچار تغییر بشود در واکنش های شیمیایی را تسهیل کنند. همانطور که اشاره شد آنزیم ها از به هم پیوستن واحدهای آمینو اسید توسط پیوند پپتیدی به هم ایجاد شده اند. آنزیم ها را می توان با نمک ها، حلال ها و سایر واکنشگرها رسوب داد یا دناتوره کرد. وزن مولکولی آنزیم ها از ۱۰۰۰۰ تا ۲۰۰۰۰۰۰ متغیر است. بسیاری از آنزیم ها برای فعالیت خود نیاز به حضور یک ماده به نام کوفاکتور دارند. به کل ساختار فعال آنزیم هولو آنزیم گفته می شود که شامل اپوآنزیم(جزء پروتئینی)+ کوفاکتور(کوآنزیم، گروه پروستتیک یا یون فلزی فعال کننده) است.

مکانیسم عمل آنزیم ها

بر اساس استدلال فیشر بسیاری از آنزیم ها به هنگام تشخیص کمپلکس آنزیم-سوبسترا مانند روشی که یک کلید با قفل جفت می شود عمل می کنند. به چنین قفل آنزیمی، جایگاه فعال گفته می شود. در بیشتر آنزیم ها، جایگاه فعال بر روی سطح آنزیم، شکلی شبیه به یک شکاف یا جیب را به خود می گیرد . وظیفه جایگاه فعال علاوه بر شناسایی سوبسترا، فراهم آوردن فضایی سه بعدی برای محافظت سوبسترا در برابر حلال و نیز تسهیل کاتالیز واکنش است. آنزیم ها به منظور تسهیل روند واکنش مکانیسم های متعددی را مورد استفاده قرار می دهند ولی به طور کلی ترکیب های مختلفی از چهار نوع مکانیسم عمومی، سبب ایجاد توانایی کاتالیزوری در آنزیم و افزایش سرعت واکنش است:

الف) کاتالیز واکنش از راه مجاورت: مولکول ها برای این که بتوانند با هم واکنش بدهند باید تا حد تشکیل پیوند به هم نزدیک گردند و هر چه غلظت مولکول ها بیشتر باشد احتمال برخورد و بنابراین سرعت واکنش افزایش می یابد. هنگام برقراری اتصال بین آنزیم و سوبسترا در جایگاه فعال، ناحیه ای موضعی با غلظت بالای سوبسترا به وجود می آید. این محیط باعث فراهم شدن جهت مطلوب قرارگیری برای مولکول های سوبسترا و افزایش سرعت واکنش می شود.

ب)کاتالیز اسید-باز: گروه های فعال با قابلیت یونیزه شدن در زنجیره جانبی اسیدهای آمینه و یا گروه های پروستتیک، از راه خاصیت اسیدی یا بازی در فرایند کاتالیز شرکت می کنند. این نوع کاتالیز می تواند به صورت عمومی یا اختصاصی انجام شود. در نوع اختصاصی سرعت واکنش به تغییرات غلظت پروتون ها حساسیت

دارد و به غلظت سایر اسیدها یا بازها ارتباطی ندارد. سرعت واکنش های عمومی به تغییرات همه اسیدها یا بازهای موجود در محیط بستگی دارند.

ج)کاتالیز کششی : در واکنش های لیتیک آنزیم های مربوطه به نحوی به سوبسترای خود وصل می شوند و با ایجاد نوعی حالت گذار،شکل فضایی پیوندی که باید شکسته بشود را تاحدودی نامطلوب می سازند. به این صورت کشش ایجاد شده پیوند مذکور را سست کرده و آن را برای شکستن مستعد می سازد.

د)کاتالیز کووالانسی : در این نوع فرایند میان آنزیم و یک یا چند سوبسترا پیوند کووالانسی به وجود می آید و آنزیمی که به این صورت تغییر پیدا کرده وارد واکنش می شود. این نوع کاتالیز واکنش را از مسیری با انرژی فعال سازی کمتر و در نتیجه سرعت بیشتر هدایت می کند و بعد از انجام واکنش آنزیم دوباره به حالت اول خود باز می گردد.

عوامل موثر بر فعالیت آنزیم ها

داشتن اطلاعات پایه در رابطه با تئوری کینتیک در تحلیل و شناسایی آنزیم ها هم برای درک مکانیسم پایه ای آنزیمی و هم برای انتخاب روش مناسب در سنجش فعالیت آنزیم موثر و مفید است. شرایطی که برای ارزیابی فعالیت یک آنزیم در نظر گرفته می شود با شرایط مورد نظر درمورد ارزیابی غلظت سوبسترا مانند هم نیستند. عوامل متعددی وجود دارند که واکنش آنزیمی را تحت تاثیر قرار می دهند مانند، دما، pH ، غلظت آنزیم، غلظت سوبسترا و حضور بازدارنده ها و فعال کننده ها.

الف)تاثیر دما بر واکنش های آنزیمی : مانند سایر واکنش های شیمیایی، نسبت واکنش کاتالیز شده توسط آنزیم با افزایش دما افزایش پیدا می کند. افزایش دما تا ۱۰ درجه سانتی گراد باعث افزایش فعالیت آنزیم به میزان ۵۰ تا ۱۰۰٪ می شود. در برخی از واکنش های آنزیمی افزایش دما تاثیر معکوس روی واکنش دارد. البته دمای بالای ۴۰ درجه نیز برای عملکرد اکثر آنزیم ها مناسب نیست و باعث دناتوره شدن یا غیرفعال شدن آن ها می شود. اکثر آنزیم ها در شرایط آزمایشگاهی در دمای ۵ درجه سانتی گراد نگه داری می شوند و یخ زدگی باعث از دست رفتن فعالیت در برخی از آنزیم ها می شود.

ب) تاثیر pH : آنزیم ها تحت تاثیر تغییرات pH قرار می گیرند. مناسب ترین میزان pH که در آن آنزیم بیشترین فعالیت را دارد pH اپتیمم یا بهینه نام دارد. میزان خیلی بالا یا پایین pH منجر به از دست رفتن فعالیت آنزیمی می شود. هم چنین pH یکی از عوامل موثر در ثبات و پایداری آنزیم به شمار می آید. آنزیم ها دارای محدوده ای از pH بهینه برای ثبات خود هستند.

ج)غلظت آنزیم : برای بررسی تاثیر غلظت بالای آنزیم در سرعت واکنش، سوبسترا باید در مقدار زیاد حضور داشته باشد به عنوان مثال واکنش باید مستقل از غلظت سوبسترا باشد. به این ترتیب هر تغییری در میزان محصول تولید شده با میزان حضور آنزیم مرتبط خواهد بود. به این نوع واکنش ها "zero order" گفته می شود چون سرعت آن ها مستقل از غلظت سوبسترا و برابر با ثابت K است.

د) غلظت سوبسترا : از لحاظ تجربی نشان داده شده است که اگر مقدار آنزیم ثابت نگه داشته شود غلظت سوبسترا تدریجا افزایش می یابد و شدت واکنش تا رسیدن به یک مقدار بیشینه افزایش می یابد. بعد از این مرحله با افزایش میزان سوبسترا شدت واکنش افزایش پیدا نخواهد کرد.

د)تاثیر بازدارنده ها : بازدارنده های آنزیمی موادی هستند که عملکرد کاتالتیک آنزیم را تحت تاثیر قرار می دهند و در نهایت باعث کاهش سرعت یا توقف واکنش می شوند. سه نوع بازدارنده آنزیمی متداول وجود دارد: بازدارنده رقابتی، غیررقابتی و بازدارنده سوبسترا.

انواع آنزیم

آنزیم ها معمولا بر اساس ترکیباتی که روی آن ها اثر می کنند نام گذاری می شوند.برخی از مهم ترین آن ها مانند لیپاز که روی چربی ها اثر می کند و باعث شکسته شدن آن ها به اسید چرب و گلیسرول می شود، پروتئازها که پروتئین ها را به زنجیره های پلی پپتیدی و در نهایت ساختارهای پپتیدی کوچک و آمینو اسیدها می شکند، آمیلاز که نشاسته را به قندهای ساده تر مانند آمیلوز می شکند یا سلولاز که سلولز را به واحدهای گلوکز تبدیل می کند. نوع دیگری از طبقه بندی آنزیم ها بر اساس واکنش هایی است که کاتالیز می کنند:

۱.اضافه کردن یا حذف آب: الف)هیدرولازها مانند استراز ها، کربوهیدرازها، نوکلئازها، دآمینازها، آمیدازها و پروتئاز ها ب)هیدرازها مانند فوماراز، انولاز، آکونیتاز و کربنیک انهیدراز

۲)انتقال الکترون: الف) اکسیدازها ب) دهیدروژنازها

۳) انتقال گروه : الف)ترانس گلیکوزیداز ب)ترانس فسفوریلاز و فسفوموتازها ج) ترانس آمیناز د) ترانس متیلاز ه) ترانس استیلاز

۴) ایجاد یا شکستن پیوندهای کربن-کربن: الف) دسمولازها

۵) تغییر شکل هندسی یا ساختار مولکول : الف) ایزومرازها

۶) پیوستن دو مولکول به هم از طریق هیدرولیز ATP یا سایر مولکول های تری فسفات

آنزیم های میکروبی و انواع آن ها

آنزیم ها در همه سلول های زنده و بنابراین در همه میکروارگانیسم ها حضور دارند. هر میکروارگانیسم تعداد زیادی آنزیم هیدرولیز کننده، اکسید یا احیا کننده و متابولیک را برای خود در طبیعت تولید می کند. اما میزان مطلق و نسبی هر یک از این آنزیم های تولید شده بین گونه های مختلف و حتی بین سوش های مختلف یک گونه متفاوت است. بنابراین طبیعی است که سویه ای را برای تولید آنزیم در مقیاس صنعتی و تجاری انتخاب کنیم که میزان بیشتری از آنزیم مورد نظر ما را تولید می کند. آنزیم های تجاری و صنعتی بیشتر از کپک ها، باکتری ها و مخمرها تولید می شوند. آنزیم های میکروارگانیسم ها نسبت به آنزیم های گیاهی و جانوری در استفاده صنعتی و تجاری برتری دارند زیرا، دسترسی به آنها آسان تر است، افزایش بازده تولید در فرایند میکروبی ساده تر از فرایند های گیاهی و جانوری است، از لحاظ اقتصادی تولیدشان مقرون به صرفه است، امکان دستکاری های ژنتیکی بر روی آن ها نسبت به آنزیم های گیاهی و جانوری بیشتر است، به علاوه تنوع فعالیت کاتالتیک آن ها بیشتر است. در محدوده وسیعی از pH فعال هستند، در عین حال با استفاده از فناوری DNAنوترکیب می توان آنزیم های با منشا جانوری را با بهره گیری از میکروارگانیسم ها تولید کرد. آنزیم های میکروبی به دلیل داشتن چنین ویژگی هایی توجه محققین را به سوی خود جلب کرده اند. تا ده سال پیش آنزیم های صنعتی باکتریایی و قارچی با روش کشت سطحی به دست می آمدند که هم اکنون روش های کشت Submerged به صورت گسترده مورد استفاده قرار می گیرند. اما زمانی که استفاده از آنزیم های میکروبی در مقاصد درمانی مد نظر است بعضی مسائل قابلیت

استفاده آن ها را پایین می آورد. یکی از مهم ترین این مشکلات اندازه مولکولی بزرگ بیوکاتالیست هاست که از توزیع آن ها در سلول سوماتیک جلوگیری می کند. مشکل دیگر برانگیخته شدن پاسخ ایمنی سلول میزبان بعد از تزریق و ورود پروتئین بیگانه است. البته دانش مدرن امروز با با تغییرات کوالانسی می تواند آنزیم را با یک ماده غیر پروتئینی دیگر احاطه کند و بر این مشکل غلبه نماید.

برخی از آنزیم های مهم میکروبی که در مقاصد درمانی مورد استفاده قرار می گیرند به شرح زیر هستند:

ال-آسپارژیناز: خاصیت ضد توموری، ال گلوتامیناز: خاصیت ضد توموری، سوپراکسید دیسموتاز: آنتی اکسیدان وضد التهاب، سراتیو پپتیداز: ضد التهاب، پنی سیلین آسیلاز: سنتز صنعتی آنتی بیوتیک، کلاژناز: درمان ضایعات پوستی، لیپاز: تجزیه زیستی لیپیدها، استرپتوکیناز: ضد انعقاد، یوروکیناز: ضد انعقاد، لاکاز: سم زدا، ال آرژیناز: ضد تومور، ریبونوکلئاز: ضد ویروس.

معرفی آنزیم ال-آسپارژیناز

آنزیم ال آسپارژیناز، در صنعت رو به رشد استفاده از آنزیم های میکروبی اخیرا توانسته است از جایگاه مناسبی برخوردار بشود که این به دلیل پتانسیل آنزیم مذکور برای استفاده در درمان لنفوبلاستوماهای بدخیم به ویژه لوسمی لنفوبلاستیک حاد و لنفوسارکوما و نیز استفاده در صنایع غذایی برای جلوگیری از تشکیل اکریلامیدها در مواد غذایی سرخ شده در حرارت بالا است. این آنزیم گزینه ای برای درمان لنفومای غیر هوچکین، کارسینومای پانکراتیک ، لنفوسارکومای گاوی نیز هست

همین خاصیت ضد سرطانی باعث شده تا توجه محققین بیش از پیش به سمت آن معطوف گردد. عملکرد ضد سرطانی این آنزیم مربوط به احیا ال-آسپارژین است و دلیل این امر در ناتوانی سلول های توموری در سنتز آسپارژین است که به این ترتیب به صورت انتخابی فقط سلول های توموری کشته می شوند.این آنزیم اولین بار در سال ۱۹۵۳ و با کشف این مسئله که عامل ضد لنفوما در سرم خوک های گینه ای ال آسپارژیناز بوده است نظر دانشمندان را به خود جلب کرد. آنزیم ال آسپارژیناز واکنش تبدیل ال آسپارژین را به ال آسپارتیک اسید و آمونیاک کاتالیز می کند. سمیت انتخابی روی سلول های لوسمیک بدون تاثیر گذاشتن روی سلول های سالم به دلیل کاهش موثر سطح ال آسپارژین در پلاسما در بدن ایجاد می شود که منجر به جلوگیری از سنتز پروتئین و در نهایت توقف سنتز DNAو RNA می شود که القا آپوپتوز در سلول مبتلا به لوسمی را در پی خواهد داشت. سلول های توموری نیازمند به دست آوردن آمینو اسید ال آسپارژین از مایعات بدن نیاز دارند. از آن جایی که برخی از سلول های مبتلا به لوسمی به طور کامل با سلول های طبیعی متفاوت هستند، قادر به ساختن آسپارژین سنتتاز نیستند و به طور کامل به ال آسپارژین اگزوژن وابسته هستند. ال آسپارژیناز جایگزین مناسبی برای روش های متداول و استاندارد شیمی درمانی در این زمینه به حساب می آید. به کارگیری چنین پروتئین های آنزیمی برای مدت طولانی، باعث تولید آنتی بادی مشابه در بافت ها در نتیجه شوک آنافیلاکتیک یا خنثی سازی تاثیر دارو می شود، بنابراین استفاده از ال آسپارژیناز جدید سرولوژیک با تاثیرات درمانی مشابه به شدت مطلوب است.در بیشتر میکروارگانیسم ها ال آسپارژیناز به صورت یک محصول داخل سلولی هم در

فضای پریپلاسمی و هم در سیتوپلاسم تجمع می یابد. آنزیم ال آسپارژیناز علاوه بر خاصیت ضد سرطانی تاثیرات شدید ایمونو ساپرسیو در شرایط in vivo و in vitro دارد.

منابع تولید آنزیم ال آسپارژیناز

آنزیم ال آسپارژیناز در بسیاری از بافت های جانوری، گیاهی و باکتری ها و در سرم گروه های خاصی از جوندگان یافت می شود ولی در انسان وجود ندارد. در میان مخمر ها ساکارومیسس سرویزیه قادر به تولید آنزیم ال آسپارژیناز می باشد علاوه بر این گونه های قارچی مانند Aspergillus tereus و Aspergillus tamari و برخی دیگر از قارچ های رشته ای نیز مولد این آنزیم هستند. باکتری E.coli دو نوع ال آسپارژیناز تولید می کند: ال آسپارژیناز I که در سیتوپلاسم یافت می شود و ال آسپارژیناز II که در فضای پریپلاسمی وجود دارد. این دو نوع آنزیم از لحاظ شرایطی که در آن ساخته می شوند با هم متفاوت هستند. ال آسپارژیناز I به صورت پیوسته سنتز می شود و ال آسپارژیناز II تحت شرایط بی هوازی و محیط های با تراکم بالای آمینو اسید و حضور مقادیر ناچیز یا به طور کلی غیاب قندها ساخته می شود. بنابراین وقتی باکتری به صورت هوازی در محیط حاوی گلوکز رشد می کند فقط آنزیم سیتوپلاسمی را تولید می کند. این آنزیم به E.coli اجازه می دهد تا ال آسپارژیناز را به عنوان منبع خالص نیتروژن استفاده کند.

آنزیم ال آسپارژیناز II در E.coli یا EcAII تمایل شدیدی به پیوند با سوبسترا دارد و Km آن برابر با

۱۰-۵* ۱/۱۵است. در حالی که EcAI تمایل کمتری به سوبسترا دارد و بنابراین برای مقاصد درمانی در زمینه سرطان مناسب نیست.

مکانیسم عمل و ساختار آنزیم ال آسپارژیناز

ساختار کریستالی آنزیم ال آسپارژیناز در E.coli و ، Erwinia carotovora مورد شناسایی و بررسی قرار گرفته است. هر دوی این آنزیم ها به صورت هموتترامر فعال هستند؛ هر دوی این آنزیم ها دارای چهار زیر واحد مشخص ۳۲۶ واحدی هستند. در هر یک از چهار جایگاه فعال یک مولکول محصول واکنش ال آسپارژین متصل شده است که تعیین کننده تقابل میان آنزیم و سوبسترا است. تترامر آنزیمی از یک جفت دایمر و یک رابط دایمری بزرگ تشکیل شده است. دایمرهای این تترامر را با عنوان دایمرهای نزدیک به هم توصیف کرد. هر کدام از این دایمرهای نزدیک به هم دارای دو جایگاه فعال هستند و هر جایگاه فعال دارای بخشی از بقایای هر دو مونومر در دایمرهای نزدیک به هم است. در E.coli ساختار کریستالی حاوی چهار مولکول ال آسپارتات است، که هر یک به یک جایگاه فعال متصل هستند. گرچه دایمرهای نزدیک به هم برای تشکیل جایگاه فعال ضروری هستند، اما این واکنش ها اکثرا در درون یک زیر واحد شکل می گیرند و دو بنیان ترئونین(ترئونین ۱۲ و ترئونین۸۹) در آن دخالت دارند، که مقابل هر دو طرف زنجیره جانبی مولکول لیگاند قرار دارند. از آن جایی که هر دو بنیان ترئونین برای فعالیت ضروری هستند برای مدت های طولانی این سئوال مطرح بود که کدام یک از آن ها OHنوکلئوفیل را برای حمله به اتم کربن پیوند آمیدی به کار می برندکه البته به نظر می رسد ترئونین ۱۲ این نقش را بر عهده

داشته باشد. مکانیسم عمل آنزیم ال آسپارژیناز دقیقا مشخص نشده است اما هیدرولیز طی دو مرحله و از طریق تشکیل واسطه بتا-آسیل آنزیم پیشرفت می کند.

به طور کلی مکانیسم عملکرد در ال آسپارژیناز با سرین پروتئازهای کلاسیک قابل مقایسه است که فعالیت در آن ها به حضور یک سری از بنیان های اسید آمینه به صورت معمول Ser-His-Asp که با عنوان مثلث کاتالتیک از آن یاد می شود بستگی دارد.

این مجموعه دارای یک بنیان نوکلئوفیل (Ser) یک باز عمومی (His) و یک بنیان اسیدی (Asp) است که همگی توسط یک زنجیره از پیوندهای هیدروژنی به هم متصل شده اند. واکنش در دو مرحله پیشرفت می کند. مرحله اول بخش نوکلئوفیل آنزیم از طریق یک پیوند O-H... قوی به یک بنیان بازی جایگزین متصل شده و به یک اتم کربن از بخش آمیدی سوبسترا حمله می کند که به یک حالت گذار از تتراهدرال به یک واسطه آسیل منجر می شود. بار منفی روی اتم اکسیژن گروه آمید در حالت گذار با یک دهنده پروتون مجاور تثبیت می شود. مجموعه این دهنده ها به عنوان مجرای اکس آنیون شناخته می شوند. مرحله دوم نیز مشابه مرحله اول است اما در این جا حمله به اتم کربن استری با یک مولکول آب فعال شده نوکلئوفیل صورت می گیرد.

تقسیم بندی بافت‌های سرطانی

بافت‌های سرطانی به ۶ گروه تقسیم می‌شوند: خون، غددلنفاوی، سارکوما، کارسینوما، سلول‌های جنینی، سلول‌های جنسی. سرطان یک بیماری است که روابط و نظم بین سلولی را مختل می‌کند و باعث نافرمانی ژن‌های حیاتی و کلیدی می‌باشد. این بی- نظمی‌های مولکولی در سیکل تقسیم سلولی اثر دارد و منجر به عدم تمایز یافتن سلول‌ها می‌شود . ژن‌های کلیدی که معیوب می‌شوند و عملکرد آن ها تغییر می کنند به چهار گروه تقسیم می‌شوند.

۱- آنکوژن ها:

پروتوانکوژن‌ها در حالت طبیعی مسئول تنظیم تقسیم و رشد سلول‌ها است. هنگامی که موتاسیون ژنتیکی پیدا می‌کنند آنکوژن نامیده می‌شوند که بیان ژنی آنها خیلی بالاست. تا بحال بیش از یکصد نوع انکوژن شناسایی شده است. تغییرات ژنتیکی که باعث تولید آنکوژن‌ها و اختلالات ژنتیکی می‌شود عبارتند از:

۱- Chomosomal Translocation مانند ژن Bcr و انکوژن Abl در سرطان مزمن خون

۲- Point mutation مانند ژن Ras در سرطان روده بزرگ

۳- Deletion مانند ژن Erb-B در سرطان سینه خانم‌ها

۴- Amplification مانند ژن N-myc در سرطان سلول‌های عصبی کودکان

۵- Insertional activation مانند ژن C-myc در سرطان حاد خون

سرطان مزمن خون اغلب در سنین بالا اتفاق می افتد و شامل تعویض ماده ژنتیکی دو کروموزوم ۹ و ۲۲ می‌باشد. این حالت منجر به تولید یک بیومارکر بنام (ph1) که در ۹۵ درصد این بیماران دیده می‌شود که به تشخیص صحیح نوع بیماری کمک موثری می‌نماید. اتصال ژن Bcr به آنکوژن Ablباعث بوجود آمدن ترکیب جدید ژنی می‌شود که پروتئین حاصل و ساخته شده از آن، خاصیت protein kinase دارد. در سال ۱۹۹۰ شکل فضایی و سه بعدی این آنزیم مشخص و دارو Gleevec توسط سازمان FDA آمریکا تصویب شد. این دارو Gleevec یا Imatinib نام دارد که از ماده شیمیاییphenyl- Amino- pyrimidine ساخته شده است. مکانیسم عمل این دارو به این نحو است که به محل های فعال آنزیم مزبور می چسبد و باعث جلوگیری از فعالیت این آنزیم می شود که نهایتا منجر به عدم رشد سلول سرطانی می گردد. این اولین داروی ضد سرطانی است که منحصرا آنزیم سلول‌های سرطانی را هدف قرار می‌دهد. این دارو همچنین روی تومورهای دستگاه گوارش و دستگاه تولید مثل هم موثر بوده است و آنزیم‌های تولید شده توسط ژن‌های Erb-B وKit و EGFR را هدف قرار می‌دهد

ژن‌های ترمیم کننده:

ژن‌های ترمیم کننده بطور طبیعی پروتئین‌ها و آنزیم‌هایی را می‌سازند که خاصیت ترمیم کننده ژن‌های صدمه دیده را دارند. هنگامی که خودشان موتاسیون‌دار شوند آن موقع نمی‌توانند نواقص ژن‌های دیگر را بازسازی کنند. همه ژن‌های سلول بطور طبیعی تحت حملات عوامل محیطی و متابولیکی قرار می‌گیرند که نتیجه صدمات متوالی به این ژن‌ها نیاز مبرمی نسبت به پروتئین‌های ترمیم کننده پیدا می کنند. تا بحال بیش از ۳۰ نوع پروتئین‌های ترمیم کننده شناسایی شده‌اند که همگی در

تصحیح نواقص ژنتیکی سلول‌ها نقش به سزایی دارند. بیش از یک میلیون صدمات ژنتیکی در روز به ژن‌های هر سلول زده می‌شود که اگر این نواقص ترمیم نگردد سلول یا سالخورده می‌شود، یا خودکشی می کند و یا به سرطان تبدیل می‌شود. بهترین مثال ژن ترمیم کننده ژن BRCA-۱ است که بر روی کروموزوم q۲۱۱۷ قرار دارد. این ژن پروتئینی می سازد که چندین خاصیت دارد که یکی از این خواص قدرت تصحیح ژن‌های معیوب است. این پروتئین حاوی مولکول Zinc finger است که بیان ژن‌های وابسته را کنترل می‌کند. پروتئین‌های BRCA-۱ و RDA-۱ می‌توانند شکستگی‌های دو رشته DNA را تعمیر نماید. ژن BRCA-۱ در هنگام موتاسیون داشتن به تولید و رشد سلول‌های سرطان در سینه خانم‌ها بصورت وراثتی نقش موثری دارد. ژن BRCA-۲ هم که روی کروموزوم q۱٤۱۳ است پروتئینی می‌سازد که همانند پروتئین BRCA-۱ عمل می‌کند. تا به حال بیش از یک هزار موتاسیون ژنتیکی در ژن BRCA-۲ و BRCA-۱شناسایی شده است. ژن BRCA-۱ در سال ۱۹۹۰ توسط Dr. king کشف و در سال ۱۹۹۴ کلون شد .

مرگ برنامه ریزی شده (آپوپتوزیس):

آخرین راه فرار از سرطانی شدن سلول‌ها انتخاب مرگ یا خودکشی برنامه ریزی شده(Apoptosis) است. تخریب غشای هسته و سیتوپلاسم سلول و ارگانل‌ها منجر به قطعه قطعه شدن سلول می‌شود که سریعا توسط فاگوسیت‌ها بلعیده و از محیط ربوده می‌شوند. در یک انسان بطور میانگین هر روز ۶۰ بیلیون سلول با مرگ برنامه ریزی شده می‌میرند. ازدیاد عمل در این مرگ باعث تحلیل بافت‌ها می‌شود و فقدان عمل موجب تولید سلول‌های سرطانی می‌گردد. عوامل بسیاری سبب تولید این

خودکشی سلولی می‌شود که از آن جمله می‌توان به توکسین‌ها، هورمون‌ها، سیتوکین‌ها، اشعه ها، حرارت، عفونت ویروسی، کمبود اکسیژن، محرومیت غذایی، ازدیاد غلظت کلسیم داخل سلول و نیتریک اکسیدها اشاره نمود. چندین ژن در تولید آپوپتوزیس نقش مهمی را ایفا می کنند، از جمله Bcl-۲, P۵۳, Bcl-XL, Bax, Bak, Bad, Bim و Mcl-۱، ژن Bcl-۲روی کروموزوم q۲۱۱۸ قرار دارد که وزن مولکولی پروتئین آن ۲۵ کیلو دالتون و طولش ۲۳۹ اسیدآمینه است. این پروتئین فعالیت آنزیم‌های کاسپاز را تنظیم می‌کند. این پروتئین Bcl-۲ باعث رهایی سیتوکروم C از میتوکندری‌ها شده که منجر به فعال شدن کاسپاز ۹ و سپس کاسپاز ۳ می‌شود و در نهایت به خودکشی سلول ختم می‌گردد. پروتئین Bcl-۲ می‌تواند هم در ایجاد و هم ممانعت از آپوپتوزیس نقش بازی کند. همکاری پروتئین های Mcl-۱و Bcl-۲وBcl-XL عمل ضد آپوپتوزیس دارند. در حالی که دیگر پروتئین‌های Bax, Bak, Bad, Bim در ایجاد آپوپتوزیس نقش موثری را بازی می‌کنند. برای جلوگیری از آپوپتوزیس بایستی از عمل Fas و Bcl-۲ جلوگیری کرد و غلظت IAPS را بالا برد. همچنین پروتئین AKt-kinase باعث بقاء زندگی سلول‌ها می‌شود که از این طریق صورت می‌گیرد. فسفوریلاسیون ژن Akt باعث جلوگیری از عمل Bax شده و پروتئین Aktباعث فعال شدن مولکول IKKA می‌گردد که این امر باعث فعالیت مولکول NF-KB شده و در نهایت منجر به بیان ژن‌هایی می‌شود که ضد آپوپتوزیس هستند مانند ژن) Bcl-۳۶-۳۱).

ژن های مهار کننده توموری:

فقدان ژن‌های مهار کننده توموری باعث تقسیم غیرقابل کنترل سلول‌های سرطانی می‌شود. ژن مهار کننده p۵۳ روی کروموزوم P۱۳،۱۱۷ قرار دارد. طول این ژن ۲۰۰۰۰ bps است که پروتئین به طول ۳۹۳ اسید آمینه می سازد. ژن P۵۳ که در سال ۱۹۹۳ بنام مولکول سال و ژن نگهبان شناخته شد بطور طبیعی تقسیم و رشد سلول را تحت نظر کامل دارد. هنگامی که این ژن موتاسیون پیدا می‌کند باعث تولید یک پروتئین غیر معمولی می‌شود که نه فقط به اعمال طبیعی خود جامه عمل نمی‌پوشاند بلکه همه ژن‌هایی که تحت فرمانده این پروتئین انجام وظیفه می‌کردند طغیان خواهند کرد و یک سری از روابط مولکولی و بیولوژیکی تقسیم سلولی از مسیر طبیعی خود خارج می‌شود و سلول به سوی سرطانی شدن پیشروی می‌کند. روی این اصل موتاسیون ژن P۵۳ در بیش از ۶۰ درصد بافت‌های سرطانی دیده می‌شود. بیش از ۳۵ نوع ژن‌های مهار کننده تا بحال شناسایی و گزارش شده‌اند.وظایف پروتئین P۵۳ در حال طبیعی تنظیم تقسیم سلول‌ها- خودکشی سلول‌ها، مسن شدن سلول‌ها، عروق سازی، تمایز یافتن سلول‌ها و متابولیسم DNA است. بیش از ۲۶۰۰۰ موتاسیون ژنتیکی در ژن p۵۳ گزارش شده است. بیشتر این موتاسیون‌ها در ناحیه DNA-binding اتفاق می‌افتد که باعث می‌شود ژن‌های تحت کنترل p۵۳ نتوانند نسخه برداری نمایند. همکاری پروتئین p۵۳ با دو پروتئین CDK۱-P۲ و CDC۲، سلول‌های سرطانی را در مراحل G۱و G۲ تقسیم سلولی نگه می‌دارد. پروتئین p۵۳ هم مهار کننده و هم ارتقا دهنده سلول‌های سرطانی است. پروتئین p۵۳ پس از صدمات ژن‌های دیگر به DNA متصل می‌شود و باعث تحریک ژن WAF۱ می‌گردد. این ژن، پروتئین P۲۱ را می‌سازد و به

پروتئین CDK۲ می‌چسبد و اجازه ورود P۲۱ به مرحله بعدی تقسیم سلولی را نمی‌دهد. پروتئین p۵۳ یک ترکیبی از شبکه حوادث مولکولی است که در تولید سلول‌های سرطانی نقش مهمی را بازی می‌کند. پروتئین p۵۳ فعال از طرف ترمینال N از دو طریق فسفوریلاسیون می‌شود. از طریق MAPK پروتئین و از طریق ATM و ATR و LHK پروتئین. وقتیکه p۵۳ فسفوریلاسیون می‌شود خاصیت چسبیدن به MDM۲را از دست می‌دهد. پروتئین pint باعث تغییر شکل در ساختمان p۵۳ می‌شود و به عدم اتصالp۵۳ به MDM۲ کمک می نماید. وقتی که ژن p۵۳ فاقد ضربات محیطی است، مقدار p۵۳ پائین می‌رود. پروتئین MDM۲ به p۵۳ می‌چسبد و از عملش جلوگیری می‌کند و آنرا به سیتوپلاسم سلول انتقال می‌دهد. عمل ضد سرطان p۵۳ از سه مسیر انجام پذیر است.

۱- پروتئین p۵۳ باعث تحریک پروتئین‌های ترمیم کننده DNAr می‌شوند که به صدمات زده شده به ژن‌ها رسیدگی شود.

۲- پروتئین p۵۳ باعث تحریک مرگ برنامه ریزی شده می‌شود (وقتی که سلول های صدمه دیده غیرقابل بازسازی باشند).

۳- پروتئین p۵۳ تقسیم سلولی را در مرحله G۱/S نگه می‌دارد تا فرصتی برای تعمیر باشد.

دو داروی Nutlin (سیس ایمیدازولین) که از واکنش بین ۲MDM وp۵۳ جلوگیری می‌کند و Teno Fixدر نهایت موجب جلوگیری از رشد سلول‌های سرطانی می‌شوند. اولین بار در سال ۱۹۹۶ ژن درمانی با استفاده از ژن p۵۳ در یک رتروویروس حمل کننده انجام شد. این ویروس‌های حامل ژن طبیعی p۵۳ در محل سلول‌های سرطان

شش تزریق شد و این آزمایشات بالینی تا مرحله سوم پیشرفت نمود ولی متاسفانه سازمان FDA آمریکا آن را تصویب نکرد. در حال حاضر این آزمایشات در کشور چین انجام می گیرد. وظایف پروتئین p۵۳ در هسته سلول مشخص است ولی هنوز در سیتوپلاسم کاملا مشخص و مطالعه نشده است .تعداد بیماران سرطانی سال به سال رو به افزایش است و این خود یک معظل پزشکی است نه فقط از نظر بهداشت و درمان بلکه از نظر اقتصادی می‌تواند کشورها را تا حد ورشکستگی اقتصادی پیش ببرد.

۱- جمعیت جهان افزایش یافته است.

۲- سن جمعیت جهان هم بالاتر رفته است و هر چه سن بالاتر رود خطر سرطان بیشتر است.

۳- تکنولوژی و رادیولوژی تشخیص، بهتر در دسترس می‌باشد.

۴- آلودگی محیط زیست و عدم رعایت رژیم‌های غذایی بطور قطع تاثیرات منفی خود را دارد.

سرطان توسط صدمات جسمانی تولید نمی‌شوند. سرطان مُسری نیست. بعضی از مردم نسبت به ابتلا به سرطان‌ها بدنشان حساس‌تر است تا دیگران .از زمانی که اولین موتاسیون در ژن‌ها بوجود می‌آید تا زمانی که به یک توده سرطانی تبدیل می‌شود تقریباً ۷ سال طول می‌کشد. در هر مرحله یک ژن معینی (انکوژن یا آنتی آنکوژن یا ژن ترمیم کننده) می‌تواند موتاسیون پیدا کند تا این سلول‌ها سرطانی شوند . اگر سرطان‌ها در مراحل اول تشخیص داده شوند بطور کامل قابل معالجه هستند و اگر در

مراحل دوم تشخیص داده شوند در حدود ۷۰ درصد شانس معالجه دارند و اگر در مراحل سوم تشخیص داده شوند در حدود ۳۰ درصد شانش بهبودی دارند و اگر سرطان تشخیص داده شود در مرحله چهارم بوده که بطور حتم به بافت‌های دیگر گسترده شده است، شانس معالجه و بهبودی در حدود ۵ درصد است که ۵ سال ادامه حیات داشته باشد. از چند طریق این بیماران معالجه می‌شوند. جراحی، شیمی درمانی، پرتو درمانی، ایمنو درمانی و ژن درمانی که همان پیوند مغز استخوان است. همه این روش‌های درمانی عوارض جانبی خود را روی دیگر بافت‌های سالم بدن دارد . بسیاری از عوامل محیطی که تولید سرطان می‌کنند قابل جلوگیری هستند مانند سیگار کشیدن، مشروبات الکلی، هوای آلوده، رژیم غذایی ناسالم، عدم تحرک و بیماری های عفونی در صورتی که ازدیاد سن و ژنتیک خانوادگی قابل تغییر و جلوگیری نیست. تحقیقات در سرطان شناسی امروزه به ما کمک کرده است که نه فقط عملکرد بیماری سرطان را بهتر بفهمیم، بلکه بهترین راه حل معالجه این بیماران را فراهم سازیم . در سه دهه گذشته، محققین اطلاعات زیادی را درباره ژن‌ها و پروتئین‌ها و نقش آنها در تولید سلول‌های طبیعی و سرطانی گزارش نموده‌اند. یکی از اکتشافات مهم آنها، نقش ژن ها جهش یافته در تولید سلول‌های سرطانی بوده است. عوامل محیطی که باعث موتاسیون‌های ژنتیکی می‌شوند در حال شناسایی هستند. با کمک از روش‌های مختلف مولکولی قادر هستیم که قدرت بیان ژن‌ها و پروتئین‌های معیوب را تعیین نماییم. حتی پیدا کردن بیومارکرهای جدید که شاخص یکنوع سرطان هستند در تشخیص زودرس و معالجه به موقع بیماری سرطان کمک-های شایان توجهی را می‌نماید. پس از تعیین شکل‌های فضایی پروتئین‌های معیوب، می‌توان داروهای ضد سرطان جدیدی را ساخت که بتواند سول‌های در حال سرطانی

شدن را هدف قرار بدهند تا از تولید و رشد آن‌ها به سلول‌های سرطانی جلوگیری شود . شناسایی همه عوامل محیطی و ژن‌های کلیدی یک نقشه جامعه از محیط و سلول به ما می‌دهد که بکوشیم از سه طریق پاکیزگی محیط زیست، ژن درمانی و دارو درمانی از رشد و پیشرفت این بیماری مهلک جلوگیری نماییم.

فصل شش : نقش سلولهای بنیادی سرطانی بر اساس عملکرد آنزیم‌های پروتئازی(آ نزیم کلاژناز بینابینی یا کلاژناز فیبروبلاستی)

امروزه سلولهای بنیادی سرطانی به عنوان یکی از عوامل اصلی و منشاء متاستاز مطرح می باشند. سلولهای بنیادی سرطانی مواد متعددی از جمله آنزیمهای پروتئازی را از خود ترشح می کنند. آنزیم کلاژناز بینابینی یا کلاژناز فیبروبلاستی عضوی از خانواده بزرگ آنزیمهای پروتئازی مذکور می باشد که با تخریب غشای پایه و ماتریکس خارج سلولی نه تنها گسترش سلولهای سرطانی را تسهیل می نماید بلکه با رهایش فاکتورهای رشد و فاکتورهای رگزایی در بقاء و تغذیه سلولهای سرطانی نیز نقش کلیدی ایفا می کند. دخول یک باز گوانین در موقعیت ۱۶۰۷- پروموتور ژن کلاژناز فیبروبلاستی یک جایگاه اتصال برای اعضای خانواده ETS از فاکتورهای رونویسی ایجاد می کند. جذب عوامل الگوبرداری در اثر این پلی مورفیسم تک نوکلئوتیدی (G۲) بیان ژن کلاژناز فیبروبلاستی را به طور محسوسی افزایش می دهد که این شرایط می تواند گسترش سلولهای توموری و تهاجم آنها را آسان تر سازد.

امروزه سلولهای بنیادی سرطانی (Cancer stem cell=CSC) به عنوان منشاء متاستاز و عامل عود و برگشت سرطان مطرح هستند Csc .(۲) ها سلولهای توموری می باشند که توانایی خودنوسازی و تولید دودمانهای ناهمگونی از سلولهای سرطانی مولد تومور را دارا می باشند Csc .(۱۹) ها از بسیاری از سرطانها نظیر سرطانهای پستان، مغز، پروستات، شش، پانکراس و کولون جداسازی و شناسایی شده اند .تومورزایی و گسترش متاستازی Csc ها به توانایی بالای آنها در تولید سیتوکین ها و پروتئازهایی نظیر ماتریکس متالوپروتئینازها بر می گردد . این آنزیمها خانواده ای از پروتئینهای ترشحی یا غشایی می باشند که قادرند تقریباً کلیه ترکیبات غشای

پایه و ماتریکس خارج سلولی (ECM) را که دو سد فیزیکی مهم در برابر مهاجرت و گسترش سلولهای توموری هستند را تجزیه و تخریب نمایند . در واقع Csc ها با ترشح آنزیمهای مذکور، ماتریکس خارج سلولی را شکسته و سبب رهایش فاکتورهای رشد و رگزایی باند شده به ECM می گردند؛ بدین ترتیب می توانند به جریان خون در رگها نفوذ نمایند و سپس در ارگان دیگر از جریان خون خارج شوند و در ارگان جدید ساکن و ایجاد سرطان ثانویه کنند .

کلاژناز فیبروبلاستی یا ماتریکس متالوپروتئیناز- قادر است کلاژنهای فیبری که فراوان ترین پروتئین تشکیل دهنده بدن می باشد را هضم نماید. ناحیه پروموتوری کلاژناز فیبروبلاستی واجد عناصر تنظیمی حفاظت شده ای است که توسط فاکتورهای رشد، سیتوکینها و فاکتورهای محیطی کنترل می گردد .در شرایط نرمال بیان ژن کلاژناز فیبروبلاستی در بافتها پایین است و تنها زمانی که باز آرایش ECM نیاز باشد افزایش می یابد .در مقابل در بسیاری از انواع تومورها سطح بالایی از کلاژناز فیبروبلاستی بیان می گردد . مطالعات اخیر افزایش بیان کلاژناز فیبروبلاستی را در بافتهای توموری مختلفی نشان داده اند و پیشنهاد کرده اند پروتئین مذکور می تواند در تهاجم توموری و متاستاز دخیل باشد .

بیان ژن کلاژناز فیبروبلاستی تحت تأثیر یک پلی مورفیسم تک نوکلئوتیدی (SNP) در ناحیه پروموتوری آن قرار می گیرد. این پلی مورفیسم به طور طبیعی در جمعیتها وجود دارد و شامل دخول/حذف یک باز گوانین در موقعیت ۱۶۰۷- جفت بازی پروموتور ژن کلاژناز فیبروبلاستی است. دخول گوانین یک توالی همسان برای

فاکتورهای رونویسی ETS ایجاد می کند . جایگاه ایجاد شده در اثر دخول گوانین)آلل (G۲ در مجاورت جایگاه اتصال AP-۱ در موقعیت ۱۶۰۲- قرار دارد. با توجه به اینکه اعضای خانواده ETS برای القای رونویسی احتیاج به فاکتورهای رونویسی دیگری همچون اعضای خانواده AP-۱ دارند، دو جایگاه مجاور مذکور، به صورت سینرژیک عمل می کنند و با همکاری یکدیگر رونویسی را از آلل واجد ۲ Gافزایش می‌دهند .با توجه به مطالب ارائه شده ژنوتیپ G۲/G۲ می تواند پتانسیل بیان ژن کلاژناز فیبروبلاستی را افزایش دهد وگسترش متاستاز و عود و برگشت بیماری را در افراد مبتلا به سرطان پستان تسهیل نماید .

تاکنون، ارتباط پلی مورفیسم کلاژناز فیبروبلاستی با چندین نوع سرطان از جمله سرطان شش، کولورکتال ، سینه و تخمدان بررسی شده است . طبق نتایج به دست آمده در این مطالعات، سلولهای توموری و بافتهای گوناگون، مقادیر متفاوتی از کلاژناز فیبروبلاستی را بیان می‌کنند، از این رو، این احتمال وجود دارد که آنزیم مذکور در ابتلاء، گسترش و متاستاز یک نوع سرطان نقش عمده‌ای ایفا کند، اما در سرطان دیگر نقش حائز اهمیتی نداشته باشد. برای مثال، کلاژناز فیبروبلاستی در کارسینومای اندومتریال و سرطان کولورکتال در مقادیر زیاد بیان می شود اما در کارسینومای شش، ارتباطی میان پلی مورفیسم پروموتور ژن مذکور و سرطان وجود ندارد . از طرفی این آنزیم قادر است گیرنده PAR-۱ را فعال سازدPAR-۱ . ، یکی از اعضای خانواده گیرنده های فعال شونده با پروتئازها(PARs) ، از گیرنده های جفت شونده با Gپروتئینها می باشدکه در اثر شکست در قلمرو ساختاری خارج سلولی فعال می گردد. مطالعات اخیر نشان داده اند که PAR-۱ نقش مهمی در تهاجم ومتاستاز سرطانهایی نظیر سرطان ، کولون و شش ایفا می کند. در شرایط توموری، آنزیم کلاژناز

فیبروبلاستی قادر است به طور کارآیی PAR-۱ را بشکند و آن را فعال سازد-PAR .
۱فعال شده سپس با G پروتئینها جفت می شود و مسیر سلولی را که منجر به تهاجم و متاستاز توموری می گردد، راه اندازی می کند . افزون بر موارد ذکر شده، ترشح آنزیمهای پروتئازی توسط Csc ها به منظور حرکت و تهاجم آنها از تومور اولیه به ارگانهای دیگر و لذا پخش آنها در بدن ضروری است.

بنابراین نقش آنزیم کلاژناز فیبروبلاستی در گسترش و تهاجم سرطان بسیار گسترده می باشد و لذا حضور پلی مورفیسم G۲ در پروموتور ژن کلاژناز فیبروبلاستی می تواند پتانسیل تولید پروتئیناز مذکور را در شرایط توموری افزایش دهد. افزایش بیان بالقوه مذکور در کنار افزایش بیان القاء شده، می تواند نقش این آنزیم را در رشد و تهاجم توموری بسیار پر رنگ سازد. لذا، پیشنهاد می شود افراد مبتلا به سرطان پستان واجد ژنوتیپG۲/G۲ ، با توجه به اینکه در معرض خطر بیشتر متاستاز و مرگ ناشی از انتشار سلولهای بنیادی سرطانی در بدن می باشند، تحت درمان و مراقبتهای پیگیر و دقیق قرار گرفته و در کنار شیمی درمانی از استراتژیهای درمانی مؤثر دیگری نیز در معالجه آنها استفاده شود.

خاصیت ضد سرطانی نانو داروی مگنتیک کیتوسان–هیدروکسی اوره

نانو حامل‌های دارویی معمولاً دارای خواص بهینه شده‌ای برای سهولت نفوذ به درون سلول و افزایش اثرپذیری دارو می‌باشند، از تخریب دارو در برابر عوامل آنزیمی جلوگیری نموده و با دارورسانی هدف‌مند به سلول‌های سرطانی، عوارض جانبی دارو را کاهش می‌دهند. هیدروکسی اوره یکی از داروهای مهم شیمی‌درمانی است که با

مهار آنزیم ریبونوکلئوتید ردوکتاز از تبدیل شدن ریبونوکلئوتید به دئوکسی ریبونوکلئوتید ممانعت می‌کند .هم‌چنین ممکن است از طریق مهار اتصال تیمیدین در دزوکسی ریبونوکلئوتید اسید (DNA) به طور مستقیم به رشته DNAآسیب رسانده و سلول را در فاز G۱متوقف نماید].۵-۴[هیدروکسی اوره در کنار خواص درمانی با عوارض جانبی متفاوتی همراه است. با استفاده از سیستم دارورسانی هدف-مند می‌توان عوارض جانبی نامطلوب را کاهش و اثر بخشی دارو را با هدایت هدف‌مند دارو به محل تومور بهبود بخشید .]۶-۵[سیستم دارورسانی مطلوب سیستمی است که قابلیت انتقال میزان مؤثر دارو به بافت هدف، ظرفیت بالا جهت بارگذاری دارو، زیست سازگار، ایمن از انتشار تصادفی، سنتز آسان، توانایی کنترل و حذف آسان را داشته باشد .کیتوسان فراوان‌ترین پلیمر طبیعی پس از سلولز است، امروزه کیتوسان یکی از محبوب‌ترین نانو حامل‌های زیستی در عرصه دارورسانی شناخته می‌شود. از خواص نانو حامل پلیمری کیتوسان می‌توان به بار مثبت طبیعی، قدرت جذب انتخابی و اثر خنثی‌سازی بار سطحی موجود در سلول‌های توموری اشاره نمود. بار منفی موجود در سطح غشاء پلاسمایی سبب جذب و قدرت چسبندگی بالای نانو حامل به سلول‌های می‌گردد. در نتیجه، گزینه مناسبی در سیستم دارو رسانی به بافت تومورهای توپر محسوب می‌شود. هم‌چنین کیتوسان‌ها با تشکیل پیوندهای دی‌سولفیدی با گلیکوپروتئین مخاطی موجود در لایه ژل مخاطی، سبب چسبندگی بیشتر پلیمر به مخاط می‌شود و در نتیجه باعث رهایش مستمر دارو به داخل بدن می‌گردد . از دیگر مزیت‌های کیتوسان اثر سمیت کمتر نسبت به دیگر پلیمرهای کاتیونی می‌باشد .]۱۲[مهم‌ترین ایراد وارد بر کیتوسان، حلالیت ضعیف در pHفیزیولوژیک است که علت آن وجود پروتون جزئی در گروه استیل آمین

ساختار این ترکیب می‌باشد .یکی از عمده‌ترین استراتژی‌های رفع انحلال‌پذیری ضعیف کیتوسان، استفاده از مشتقات قابل انحلال در آب ازقبیل گروهای PEG (Poly ethylene glycol)می‌باشد . از مزایای ترکیبات داروِیی حاوی PEG، می‌توان به ماندگاری بالای دارو در خون، کاهش سرعت تخریب دارو توسط آنزیم‌های متابولیکی و کاهش ایمونوژنسیته اشاره نمود .استفاده از نانو ذرات مغناطیسی اکسید آهن در ساختار داروهای شیمی‌درمانی، عوارض جانبی داروها را از طریق هدایت هدف‌مند دارو به محل تومور (تحت میدان مغناطیسی) به طرز چشم‌گیری کاهش می‌دهد، در حالی‌که فاقد اثر سایتوتوکسیک می‌باشد .نانوتراپی سرطان به دلیل رفع برخی از محدودیت‌های موجود در سیستم دارورسانی سنتی از قبیل عدم زیست تخریب‌پذیری دارو، عدم انحلال‌پذیری دارو در آب و شاخص‌های درمانی کم به‌سرعت در حال رشد و توسعه است و بهره‌گیری از نانو ذرات در دارورسانی نوین در جهت بهبود کیفیت انتشار و توزیع دارو، افزایش ماندگاری در سیستم گردش خون، افزایش جذب دارو، کاهش ایمونوژنیسیتی، درمان هدف‌مند و کاهش عوارض جانبی دارو می‌باشد . از آن‌جایی که نانو حامل کیتوسان، انحلال‌پذیری ضعیفی در pHفیزیولوژیک دارد، در ساختار نانو حامل از ترکیب PEGاستفاده شده است. هم‌چنین به‌منظور امکان هدایت هدف‌مند نانو دارو به بافت تومور و کاهش اثرات مخرب آن بر بافت‌های سالم، در ساختار نانو دارو، ذرات اکسید آهن پارامگنتیک به کار برده شده است .وجود نانو ذرات اکسیدآهن (Fe_3O_4)در ساختار نانو دارو این امکان را فراهم می‌آورد تا نانو دارو تحت میدان مغناطیسی خارجی، به محل تومور هدایت گردد. نانو داروی

کیتوسان -هیدروکسی‌اوره مگنتیک می تواند سبب کاهش توان زیستی رده سلولی سرطان دهانه رحم Hela و هم‌چنین القاء آپوپتوز در آنها گردد .هیدروکسی اوره به عنوان یکی از داروهای رایج در شیمی‌درمانی است . مطالعات نشان داده هیدروکسی اوره علاوه بر آن که مانع از تکثیر DNA در طیف گسترده‌ای از سلول‌ها، ازجمله ساکارومایسس سرویزیه می‌شود .هیدروکسی اوره در کنار خواص درمانی آن، عوارض جانبی متعددی نیز دارد به طوری‌که سمیت هماتولوژی ناشی از درمان در بیماران مبتلا به سرطان دهانه رحم بسیار شایع و شدید می‌باشد .پلی ساکارید طبیعی کیتوسان یکی از محبوب‌ترین نانو حامل‌ها در زمینه انتقال دارو محسوب می گردد که به دلیل خواص بسیار جالب بیولوژیک و ساختاری از قبیل خاصیت کاتیونی، حلالیت در محیط آبی، سازگاری زیستی، قابلیت تجزیه زیستی و چسبندگی بالای این نانو حامل، طرف‌داران زیادی در عرصه دارو رسانی پیدا کرده است . کیتوسان حلالیت ضعیفی در pHفیزیولوژیک دارد .این ایراد ذاتی کیتوسان با تغییراتی از قبیل پگیلاسیون، کربوکسیلاسیون، کنجوگات مختلف، استیلاسیون و تیول دارشدن برطرف گشته و به‌طور قابل ملاحظه‌ای سبب افزایش ماندگاری زیستی و افزایش مدت زمان به گردش در آمدن دارو در خون و بهبود حلالیت نانو حامل شده است . پلی‌اتیلن گلیکول (PEG)، پلیمری غیر سمی، غیر آنتی ژنیک، محلول در آب و مورد تأیید سازمان غذا و دارو آمریکا می‌باشد. ترکیبات دارویی حاوی PEGدارای چندین مزیت از قبیل، افزایش مدت زمان ماندگاری دارو در بدن، کاهش سرعت تجزیه نانو حامل توسط آنزیم‌های متابولیکی یا حذف توسط سیستم ایمنی بدن است .بنابراین کیتوسان حاوی PEG، دیرتر توسط آنزیم‌های پروتئولیتیک مایعات روده و معده هضم می گردد

نزیمهای دارویی (نوترکیب) –بیوتکنولوژی

بدن انسان یک pharmacopia (نسخه دارویی) واقعی از داروهای پروتئینی مفید است. این بدن مجموعه ای از آنزیم های اندوژن، هورمون ها و آنتی بادی های خود ماست است که مسئول حفظ هموستاز، ثبات زخم، مبارزه با عفونت ها، خنثی سازی سموم، حفظ سلول های سرطانی در حالت ثبات، و به طور کلی زنده نگه داشتن ما می باشد. تنها زمانی که عملکرد آنزیمها، هورمون ها، یا آنتی بادی های خاصمان را از دست میدهیم و یا زمانی که بدن ما تحت الشعاع برخی از انواع تروما (از دست دادن خون، سکته مغزی، حمله قلبی، عفونت گسترده و یا بار سنگین تومور) قرار میگیرد، ما به برخی از مکمل ها برای داروهای پروتئینی طبیعی مان نیاز پیدا میکنیم. آنزیم ها توسط موجودات زنده ساخته می شوند و به عنوان کاتالیست های زیستی در واکنش های بیوشیمیایی عمل میکنند. آنزیم ها برای عملکرد بیشتر سیستم های سلولی حیاتی هستند به همین دلیل ، جهش ، بیان بیش از اندازه ، بیان کمتر از اندازه و یا حذف آنها باعث بیماری در موجودات زنده می شود به خصوص اگر یک آنزیم حیاتی آسیب ببیند میتواند باعث مرگ شود

نقش دیگر آنزیم ها در درمان تومورهای سرطانی

مالات دهیدروژناز دارای نقش محوری در متابولیسم سلول است. مالات دهیدروژناز در سیتوزول از طریق شاتل مالات آسپارتات NADH تولیدی در مسیر گلیکولیز را وارد میتوکندری کرده و آن را اکسید می‌کند و از این نظر با لاکتات دهیدروژناز رقابت می‌کند. اولین ایزوفرم آنزیم آلدهید دهیدروژناز (ALDH۱) مارکر سلول های بنیادی و سرطانی پستان بوده و بروز آن احتمالا با پروگنوز بدتر تومور همراه می باشد. انجام

مطالعاتی در جهت شناسایی سلول های +ALDH۱ می تواند به درمان بیماران سرطان پستان کمک نماید . آنزیم سیکلواکسیژناز از مهمترین آنزیمهای ساختاری در تولید میانجیهای التهابی بدن یاپروستانوییدها شامل پروستاگلاندین 'پروستاسیکلین و ترومبوکسان است. آنزیم سیکلواکسیژناز در بسیاری از سلولهای بدن مانند گلبولهای سفید و سیستمایمنی، سلولهای معده، کلیه ومغز یافت میشود. حداقل دو ایزوفرم سیکلواکسیژناز وجود دارد cox۱ :و . cox۲ آنزیم cox۱ عمدتا درسلولهای غیرالتهابی مانند سلولهای معده یافت می شوند و تولید آن یک فرایند مداوم است، درحالی که آنزیم cox۲ در سلولهایالتهابی و گلبولهای سفید یافت می شود و تولید آن ناشی از تحریک است. مهار cox۲ باعث اختلال در انعقاد خون می شود .هر دو ایزوزیم به وسیله داروهای ضدالتهابی غیر استروییدی نظیر ایندو متاسین و ایبوپروفن ها مهار می شوند. با توجه به اینکه ایجاد تومور با القا میزان بالای cox۲ همراه است ،در تحقیقات جدید به عنوان یک استراتژی امیدبخش در درمان سرطان مورد توجه قرار گرفته است.

ال-گلوتامیناز تبدیل اسید آمینه ال-گلوتامین به اسید ال-گلوتامیک و آمونیاک را تسریع می کند. ال-گلوتامیناز به خاطر خواص درمانی به عنوان یک داروی ضد سرطان و کاربردهای صنعتی مورد توجه است. این آنزیم یک دومین اصلی در ساختار اول خود دارد و ساختار دوم آن از هشت مارپیچ آلفا و شش صفحه‌ی بتا تشکیل شده است. ساختار عملکردی این پروتئین دارای دو جایگاه اتصال است که به ترتیب از نه و سه اسید آمینه تشکیل شدند. بنابراین مخمر یارroویا لیپولیتیکا می تواند به عنوان یک منبع میکروبی یوکاریوتی جدید برای تولید ال-گلوتامیناز پیشنهاد میگردد.آنزیم ال-آسپاراژیناز به طور موثر برای درمان بیماران مبتلا به سرطان

ازجمله لوسمی لنفوبلاستیک حاد، ملانوسارکوما، لنفوما استفاده می شود. منابع باکتریایی جزء منابع مهم و درخور توجه برای تولید انبوه آنزیم ال-آسپاراژیناز است. از این ارگانیسم می توان برای تولید صنعتی آنزیم ال-آسپاراژیناز و درنهایت، درمان سرطان استفاده کرد .

فصل هفت : خطر ابتلا به سرطان مصرف داروهای مهارکننده آنزیم مبدل آنژیوتانسین و مسدود کننده‌های گیرنده آنژیوتانسین

مهارکننده‌های آنزیم مبدل آنژیوتانسین ([۱]ACE) و مسدودکننده‌های گیرنده آنژیوتانسین II ([۲]ARBs) به طور گسترده در درمان فشار خون بالا، بیماری مزمن کلیه و نارسایی قلبی استفاده می‌شوند. این داروها علاوه بر اثربخشی مناسب، دارای مزایایی همچون تحمل پذیری خوب و عوارض جانبی محدود می‌باشند. همچنین عوارضی که با دوزهای بالاتر دیورتیک‌ها یا مسدود کننده‌های بتا بر متابولیسم لیپید و گلوکز مشاهده می‌شود با این داروها دیده نمی‌شود. در این بخش به طور خاص به بررسی عوارض جانبی داروهای مهارکننده آنزیم مبدل آنژیوتانسین و مسدود کننده‌های گیرنده آنژیوتانسین II پرداخته شده است.

داروهای مهارکننده آنزیم مبدل آنژیوتانسین

در ابتدای معرفی این دسته از داروها، استفاده از دوز بالای کاپتوپریل با انواع عوارض مرتبط با گروه سولفیدریل در ساختار دارو مانند راش، نوتروپنی، ناهنجاری‌های چشایی و حتی سندرم نفروتیک همراه بود، که با کاهش حداکثر دوز قابل استفاده از ۱۵۰ به ۱۰۰ میلی گرم و استفاده از سایر مهارکننده‌های آنزیم مبدل آنژیوتانسین (ACE) به‌طور چشمگیری میزان بروز این عوارض کاهش یافت. عوارض جانبی این داروها در درجه اول با کاهش تشکیل آنژیوتانسینII به طور مستقیم یا غیرمستقیم مرتبط است که از جمله‌این عوارض می‌توان به افت فشار خون، آسیب حاد کلیه، هیپرکالمی و مشکلات دوران بارداری اشاره کرد. عوارض دیگر این داروها نیز همچون سرفه، آنژیوادم و واکنش‌های آنافیلاکتوئیدی با افزایش کینین‌ها مرتبط می‌باشند از لحاظ بالینی اثرات مربوط به کاهش آنژیوتانسینII، با داروهای مسدود کننده‌های

گیرنده آنژیوتانسینII (ARBs) نیز مشاهده می‌شود. در ادامه هرکدام از عوارض دارو جداگانه مورد بررسی قرار می‌گیرد:

افت فشار خون :از مهم‌ترین عوارض مرتبط با مکانیسم اثر این داروها افت فشار خون می‌باشد که ممکن است بیمار در نتیجه کاهش بیش از حد فشار خون، دچار علائمی همچون ضعف، سرگیجه یا سنکوپ شود. در کارآزمایی [۳]ONTARGET، ۱/۷ درصد از ۸۵۷۶ بیمار دریافت کننده رامیپریل به‌علت علائم افت شدید فشار خون مجبور به قطع دارو شدند. بیمارانی که به دنبال دریافت اولین دوز دارو دچار افت فشار خون می‌شوند، معمولاً بیماران هیپوولمیک با سطح پایه رنین بالا می‌باشند که در این بیماران برای جلوگیری از رخداد افت فشار خون می‌توان تا زمان جبران هیپوولمی بیمار تجویز دارو را برای ۳ الی ۵ روز به تعویق انداخت. بیماران مبتلا به نارسایی قلبی نیز پس از شروع درمان ممکن است دچارهایپوتنشن شوند که با رساندن دوز شروع به حداقل دوز ممکن مانند ۲/۵ میلی گرم در روز انالاپریل، می-توان خطر افت فشار خون را به کمترین حد ممکن رساند.

کاهش فیلتراسیون گلومرولی :در برخی از بیماران تحت درمان با مهارکننده‌های آنزیم مبدل آنژیوتانسین (و سایر مهارکننده‌های سیستم رنین- آنژیوتانسین) که دارای تنگی دو طرفه شریان کلیوی، فشار خون بالا همراه با نفرواسکلروز، نارسایی قلبی، کلیه پلی کیستیک و یا بیماری مزمن کلیه می‌باشند، ممکن است کاهش فیلتراسیون گلومرولی (GFR[٤]) دیده شود. کاهش فیلتراسیون گلومرولی ناشی از این داروها معمولاً متوسط (تقریباً ۵ تا ۲۵ درصد) است، اما در مواردی ممکن است

شدید (بیش از ۳۰ درصد) نیز باشد. از آنجایی که حفظ فیلتراسیون گلومرولی توسط افزایش مقاومت عروق وابران (پس از گلومرول) ناشی از آنژیوتانسین II انجام می‌گردد، بنابراین مسدود کردن این پاسخ با یک مهارکننده آنزیم مبدل آنژیوتانسین (یا دیگر مهارکننده‌های سیستم رنین آنژیوتانسین) باعث شل شدن مداوم شریان وابران، کاهش فشار داخل گلومرولی و در نتیجه کاهش GFR می‌شود. بیمارانی که به عللی همچون استفراغ و/یا اسهال مبتلا به کاهش حجم حاد هستند، نسبت به سایر افراد بیشتر مستعد این عارضه می‌باشند.

با توجه به‌اینکه بعد از شروع این داروها سطح آنژیوتانسین II به سرعت کاهش می‌یابد، افزایش غلظت کراتینین سرم معمولاً چند روز پس از شروع درمان شروع می‌شود و به همین دلیل عملکرد کلیه باید سه تا پنج روز پس از شروع مهارکننده آنزیم مبدل آنژیوتانسین در بیمار مبتلا به تنگی شریان کلیوی یا در معرض خطر بالای این مشکل (مانند یک بیمار مسن با فشار خون بالای شدید و بیماری عروقی آترواسکلروتیک) بررسی شود. گاهی علی‌رغم مدیریت عوارض، برخی از بیماران قادر به تحمل مهارکننده‌های آنزیم مبدل آنژیوتانسین نیستند. در هیپرکالمی کنترل نشده و همچنین در صورتی‌که در شش تا هشت هفته اول که فشار خون کاهش می‌یابد غلظت کراتینین سرم بیش از ۳۰ درصد بالاتر از مقدار پایه افزایش یابد، مصرف مهارکننده آنزیم مبدل آنژیوتانسین باید قطع شود. در شرایطی که حجم بیمار کم نشده باشد، قبل از شروع درمان به طور موقت مصرف دیورتیک ها محدود شده باشد و بیمار مبتلا به بیماری عروق کلیوی دو طرفه نباشد، چنین کاهشی در عملکرد کلیه غیرمعمول است.

از دیگر علل نادر آسیب حاد کلیه ناشی از مهارکننده‌های آنزیم مبدل آنژیوتانسین، می‌توان "ترومبوز شریان کلیوی" را نام برد. به نظر می‌رسد این عارضه اغلب در بیمارانی با ضایعات تنگی مشخص (۹۵ درصد) همراه با کاهش بیش از حد فشار خون، رخ می‌دهد. بنابراین مشخص نیست که‌ایا این اثر ناشی از مهارکننده آنزیم مبدل آنژیوتانسین می‌باشد یا خیر.

هایپرکالمی :در افراد سالم، آنژیوتانسین IIو افزایش غلظت پتاسیم پلاسما از عوامل اصلی افزایش ترشح هورمون آلدوسترون هستند که این هورمون محرک اصلی برای دفع پتاسیم از طریق ادرار است. علاوه بر اثر سیستمیک، آنژیوتانسین IIبه صورت موضعی در قشر زونا گلومرولوزا [۵]آدرنال تولید می‌شود که از این طریق نیز می‌تواند باعث تحریک تولید آلدوسترون شود. مسدود کردن هر دوی این‌ها با یک مهارکننده آنزیم مبدل آنژیوتانسین (یا مسدودکننده‌های گیرنده آنژیوتانسین (II باعث کاهش ترشح آلدوسترون و در نتیجه کاهش دفع پتاسیم از طریق ادرار و افزایش غلظت پتاسیم سرم می‌شود. تقریباً ۳/۳ درصد بیماران تحت درمان با مهارکننده‌های آنزیم مبدل آنژیوتانسین یا مسدودکننده‌های گیرنده آنژیوتانسینII ، دچار هیپرکالمی (غلظت پتاسیم سرم بالای ۵/۵ میلی اکی والان در لیتر) می‌شوند.

در بیماران با عملکرد نسبتاً طبیعی کلیه، مهارکننده‌های آنزیم مبدل آنژیوتانسین و مسدودکننده‌های گیرنده آنژیوتانسینII معمولاً غلظت پتاسیم سرم را کمتر از ۰/۵ میلی اکی والان در لیتر افزایش می‌دهند اما در بیماران مبتلا به بیماری مزمن کلیوی، دیابت، استفاده همزمان از داروهای محرک احتباس پتاسیم مانند دیورتیک‌های

نگهدارنده پتاسیم یا داروهای ضدالتهابی غیراستروئیدی (NSAIDs)و همچنین در افراد مسن، هیپرکالمی‌بارزتر ممکن است دیده شود. بیماران مبتلا به نارسایی قلبی متوسط تا شدید به علل مختلفی همچون کاهش پرفیوژن کلیوی ناشی از کاهش برون‌ده قلبی و اغلب مصرف همزمان آنتاگونیست گیرنده مینرالوکورتیکوئید در معرض هایپرکالمی می‌باشند.

همچنین در بیماران همودیالیزی مزمن که تحت درمان مهارکننده‌های آنزیم مبدل آنژیوتانسین یا مسدودکننده گیرنده آنژیوتانسینII می‌باشند، خطر هیپرکالمی افزایش می‌یابد. در یک مطالعه آینده نگر روی ۲۵۱ بیمار همودیالیزی نشان داده شد که بین غلظت پتاسیم سرم قبل از دیالیز بالای ۵/۵ میلی اکی والان در لیتر و استفاده از یک مهارکننده آنزیم مبدل آنژیوتانسین یا مسدودکننده گیرنده آنژیوتانسینII ارتباط مستقیم وجود داشت. آنوریک بودن بیماران همودیالیزی شانس‌هایپرکالمی را افزایش می‌دهد. تنها یک مطالعه اثر آنژیوتانسین را بر سطوح پتاسیم بیماران تحت دیالیز درون صفاقی مورد ارزیابی قرار داده است. در این گزارش از ۲۹ بیمار تحت دیالیز صفاقی با سطوح نرمال پتاسیم، خطر هیپرکالمی‌با این داروها در بین افرادی که تحت دیالیز ناکافی (Kt / V کمتر از ۲/۰) یا با ویژگی‌های انتقال املاح کم بودند، مشاهده شد.

بنابراین توصیه می‌شود که در بیماران همودیالیزی که به تازگی تحت درمان با یک مهارکننده آنزیم مبدل آنژیوتانسین یا مسدودکننده گیرنده آنژیوتانسین II قرار گرفته‌اند، غلظت پتاسیم سرم به مدت یک ماه با فواصل کمتر تحت پایش قرار بگیرد و بعد از پایدار شدن شرایط بیمار، غلظت پتاسیم ماهیانه اندازه‌گیری شود. تا ۲۰ درصد از بیماران تحت درمان با مهارکننده آنزیم مبدل آنژیوتانسین دچار سرفه‌های

خشک و منقطع می‌شوند. این عارضه با داروهای مسدود کننده گیرنده آنژیوتانسین II کمتر دیده می‌شود. دریک متاآنالیز که ۱۲۵ کارآزمایی را مورد بررسی قرار داد سرفه تقریباً در ۱۱ درصد از بیماران تحت درمان با مهارکننده‌های آنزیم مبدل آنژیوتانسین مشاهده شد.

مکانیسم ایجاد سرفه ناشی از مصرف مهارکنندگان آنزیم مبدل آنژیوتانسین به‌طور کامل شناخته نشده است، اما به‌نظر می‌رسد که افزایش غلظت موضعی کینین ها، ماده P، پروستاگلاندین ها یا ترومبوکسان می‌توانند در ایجاد این عارضه موثر باشند:

کینین ها و ماده Pهر دو توسط آنزیم‌های مبدل متابولیزه می‌شوند و در صورت مهار آنزیم‌های مبدل سطوح هر دو افزایش می‌یابد . به دنبال افزایش سطوح کینین‌ها، تولید پروستاگلاندین‌ها نیز افزایش یافته که منجر به تحریک برونش و ایجاد سرفه ناشی از تحریک فیبرهای Cآوران در راه هوایی می‌شود.

به دنبال مهار آنزیم مبدل آنژیوتانسین، ممکن است مسیر اسید آراشیدونیک فعال شده که منجر به افزایش سطح ترومبوکسان و در نتیجه تشدید انقباض برونش شود. در یک مطالعه متقاطع دوسوکور بر روی ۹ بیمار، نقش احتمالی ترومبوکسان در سرفه‌های ناشی از مهارکننده‌های آنزیم مبدل آنژیوتانسین که در حین مصرف انالاپریل دچار سرفه شده بودند، مورد ارزیابی قرار گرفت. در این مطالعه بیماران تحت درمان با دارونما یا پیکوتامید [٦](با دوز۶۰۰ میلی گرم دو بار در روز)، عاملی که ترومبوکسان سنتتاز را مهار می کند و گیرنده ترومبوکسان را آنتاگونیزه می‌کند، قرار گرفتند. در بیمارانی که پیکوتامید دریافت کرده بودند، سطح ترومبوکسان کاهش

قابل توجهی داشت و در عرض ۷۲ ساعت، سرفه را در هشت بیمار از ۹ بیمار مورد مطالعه متوقف کرد. در فردی که پاسخ نداده بود به‌نظر می‌رسد جذب پیکوتامید ناکافی بوده است. بر اساس گزارش‌ها داروهای ضد التهابی غیراستروئیدی و آسپرین می‌توانند سرفه مربوط به مهارکننده‌های آنزیم مبدل آنژیوتانسین را بهبود ببخشند.

علت اینکه چرا سرفه فقط در برخی از بیماران تحت درمان با مهارکننده‌های آنزیم مبدل آنژیوتانسین رخ می‌دهد هنوز مشخص نیست. به نظر می‌رسد که فاکتورهای ژنتیکی می‌توانند در ایجاد این امر دخیل باشند. با این حال، واریانت‌های ژنتیکی رایج برای آنزیم مبدل آنژیوتانسین ، گیرنده برادی کینین B۲، یا کیماز (آنزیم دیگری که می‌تواند آنژیوتانسین I را به آنژیوتانسین II تبدیل کند) تغییر در شانس رخ‌داد سرفه را بیان نمی‌کند. درمان- با قطع مهارکنندگان آنزیم مبدل آنژیوتانسین، اغلب در عرض چهار تا هفت روز بهبودی آغاز می‌شود. همانطور که گفته شد تجویز مجدد یک مهارکننده آنزیم مبدل آنژیوتانسین با احتمال بالای عود سرفه‌های مکرر (۶۷ درصد در یک کارآزمایی تصادفی شده) همراه است. در بیمارانی که پاسخ بالینی مناسب به مهارکننده آنزیم مبدل آنژیوتانسین برای کنترل فشار خون داشته اند، از آنجایی که داروهای مسدود کننده گیرنده آنژیوتانسین II با احتمال بسیار کمتری نسبت به مهارکننده‌های آنزیم مبدل آنژیوتانسین با ایجاد سرفه مرتبط هستند، درمان را می‌توان به این داروها (ARBs) تغییر داد.

داروهای مسدودکننده‌های گیرنده آنژیوتانسینII

مسدود کننده‌های گیرنده آنژیوتانسینII (ARBs) معمولاً به خوبی تحمل می‌شوند. پروفایل عوارض جانبی این دسته از داروها تقریبا مشابه مهارکننده‌های آنزیم مبدل آنژیوتانسین (ACE) است (به عنوان مثال، افزایش احتمال بروز هیپرکالمی و آسیب حاد کلیه در بیماران مبتلا به پرفشاری خون عروق کلیه و یا افراد با حجم از دست رفته). به نظر می‌رسد میزان بروز برخی عوارض جانبی (مانند اختلال عملکرد کلیه، سنکوپ) با دو دسته دارو مشابه باشد. با این حال، احتمال رخداد سرفه و آنژیوادم با مسدود کننده‌های گیرنده آنژیوتانسین II نسبت به مهارکننده‌های آنزیم مبدل آنژیوتانسین کمتر، و احتمال بروز تظاهرات افت فشار خون بیشتر است. بروز سرفه در بیماران تحت درمان با مسدود کننده‌های گیرنده آنژیوتانسین IIکمتر است. در یک متاآنالیز در سال ۲۰۰۸ میزان بروز سرفه در بین مسدود کننده‌های گیرنده آنژیوتانسین IIو مهارکننده‌های آنزیم مبدل آنژیوتانسین در بین ۲۹ کارآزمایی مقایسه شد که به ترتیب ۳.۲ و ۹.۹ درصد گزارش شد، اگرچه ناهمگونی آماری قابل توجهی در بین مطالعات احتمالاً به دلیل میزان متفاوت مواجهه قبلی با عوامل بود. کارآزمایی ONTARGETنیز نتایج مشابهی داشت بدین ترتیب که علیرغم یک دوره مصرف یکسان، سرفه شدید که نیاز به قطع دائمی داشته باشد با تلمیزارتان به طور قابل توجهی کمتر شایع بود (۱.۱ در مقابل ۴.۲ درصد با رامیپریل، ریسک نسبی ۰.۲۶). این مزیت مسدود کننده‌های گیرنده آنژیوتانسین II برای بیمارانی که سابقه قبلی سرفه ناشی از مهارکننده آنزیم مبدل آنژیوتانسین را دارند نیز صدق می‌کند. این موضوع در یک کارآزمایی تصادفی شده که در آن ۱۳۵ بیمار به طور تصادفی تحت

درمان مداوم با یک مهارکننده آنزیم مبدل آنژیوتانسین (لیزینوپریل)، والزارتان، یا هیدروکلروتیازید قرار گرفتند نشان داده شد. میزان سرفه‌های مکرر با تجویز یک مهارکننده آنزیم مبدل آنژیوتانسین بسیار بیشتر بود (۶۷درصد در مقابل ۱۹ درصد با سایر داروها).

شواهد موجود حاکی از آن است که میزان بروز آنژیوادم با این دسته از داروها کم است. همچنین به نظر می‌رسد که مسدود کننده‌های گیرنده آنژیوتانسین II، در بیماران مبتلا به آسم علامت دار بی خطر هستند. در یک گزارش، مصرف کاندزارتان در این بیماران باعث ایجاد سرفه و یا تشدید بیش فعالی برونش نشد. علائم کاهش فشار خون در مسدود کننده‌های گیرنده آنژیوتانسین IIنسبت به مهارکننده‌های آنزیم مبدل آنژیوتانسین شایع تر است. در کارآزمایی ONTARGETنشان داده شد که علائم هیپوتانسیون شدید که نیاز به قطع دائمی دارو داشته باشد به طور قابل توجهی با تلمیزارتان بیشتر رخ می‌دهد (۲.۷ در مقابل ۱.۷ درصد با رامیپریل، ریسک نسبی ۱.۵۴).

همانند مهارکننده‌های آنزیم مبدل آنژیوتانسین ، مسدود کننده‌های گیرنده آنژیوتانسین IIدر بارداری منع مصرف دارند. علاوه بر این، مسدود شدن گیرنده AT۱منجر به مهار آزادسازی رنین توسط آنژیوتانسین IIو افزایش تشکیل تمام پپتیدهای آنژیوتانسین می‌شود که‌این پپتیدها می‌توانند گیرنده AT۲را فعال کنند، که‌این گیرنده در جنین بسیار بیان می‌شود.در سال ۲۰۱۳، سازمان غذا و داروی ایالات متحده (FDA) گزارش داد که اولمزارتان می‌تواند یک "آنتروپاتی شبه اسپرو" ایجاد کند که با اسهال مزمن شدید و کاهش وزن همراه است، این عارضه ماه ها تا سال ها پس از شروع دارو رخ می‌دهد. در بسیاری از موارد، بیوپسی روده در این

بیماران آتروفی پرزهای روده را نشان داد و در تمام موارد، آزمایش آنتی بادی برای بیماری سلیاک منفی بود. این عارضه پس از قطع اولمزارتان برطرف شد، و در برخی مطالعات شروع مجدد دارو، باعث بروز دوباره علائم شد.

در یک کارآزمایی بزرگ در فرانسه متشکل از ۴۵۴۶۶۸۰ بیمار درمان را با اولمزارتان یا یک مسدود کننده گیرنده آنژیوتانسین II متفاوت دیگر یا یک مهارکننده آنزیم مبدل آنژیوتانسین آغاز کردند. در مقایسه با مصرف‌کنندگان مهارکننده‌های آنزیم مبدل آنژیوتانسین، در بیمارانی که اولمزارتان را به مدت یک تا دو سال مصرف می‌کردند، سوء جذب روده‌ای شدید که باعث بستری شدن در بیمارستان شود، به‌طور قابل ملاحظه‌ای بیشتر رخ داد. این خطر در مصرف کنندگان سایر مسدود کننده‌های گیرنده آنژیوتانسین II افزایش نیافته است. بنابراین، در بیمارانی که اولمزارتان را شروع می کنند، باید در مورد احتمال ابتلا به اسهال و کاهش وزن هشدار داده شود و در صورت بروز این علائم و یافت نشدن علت دیگری، مصرف دارو باید قطع شود.

خطر ابتلا به سرطان و انفارکتوس میوکارد

در یک متاآنالیز در سال ۲۰۱۰ از پنج کارآزمایی با تقریباً ۶۲۰۰۰ بیمار نشان داد که در بیماران تحت درمان با مسدود کننده‌های گیرنده آنژیوتانسین IIدر مقایسه با بیماران گروه کنترل به طور قابل توجهی خطر ابتلا به سرطان افزایش می‌یابد(۷.۲درصد در مقابل ۶.۰ درصد، ریسک نسبی ۱.۰۸ و فاصله اطمینان۹۵ درصد .(1.15-1.01با این حال، دو متاآنالیز بعدی این یافته را تأیید نکردند. در یکی از این مطالعات که شامل ۱۵ کارآزمایی با تقریباً ۱۴۰۰۰۰ بیمار بود، ریسک ابتلا به سرطان در گروه کنترل و

بیماران مصرف کننده مسدود کننده‌های گیرنده آنژیوتانسین IIتقریبا برابر بود (۶.۲درصد در مقابل ۶.۳ درصد، نسبت شانس ۱.۰۰، فاصله اطمینان۹۵-۰٫۹۵ % ۱.۰۴)و در نهایت، در ژوئن ۲۰۱۱، سازمان غذا و داروی ایالات متحده (FDA) داده‌های موجود را بررسی کرد و به‌این نتیجه رسید که استفاده از مسدود کنندگان گیرنده آنژیوتانسین IIبرای درمان فشار خون بالا، خطر ابتلا به سرطان را افزایش نمی‌دهد. سال‌ها بعد، کشف نیتروزامین‌های سرطان‌زا در فراورده‌های مختلف مسدود کنندگان گیرنده آنژیوتانسین II، که احتمالاً به علت واکنش‌های جانبی در طول فرایند تولید، ایجاد شده بودند باعث ریکال این فراورده‌ها شد. در نهایت سازمان غذا و داروی ایالات متحده تخمین زده است که به ازای هر ۸۰۰۰ بیمار که به مدت چهار سال بالاترین دوز والزارتان را مصرف می کنند، یک مورد سرطان انتظار می رود. هوشیاری مستمر برای محافظت از مردم در برابر این ناخالصی ها مورد نیاز است.

ریسک ابتلا به سرطان در بیمارانی که درمان ترکیبی با مهارکننده‌های آنزیم مبدل آنژیوتانسین و مسدود کننده‌های گیرنده آنژیوتانسین II دریافت می‌کنند در زیر مورد بحث قرار گرفته است.در سال ۲۰۰۴ گزارشی حاکی از افزایش خطر انفارکتوس میوکارد در میان مصرف کنندگان مسدود کننده‌های گیرنده آنژیوتانسین II اعلام شد. با این حال، یک متاآنالیز که داده‌های ۳۷ کارآزمایی تصادفی‌سازی و کنترل‌شده را بررسی کرد، احتمال رخداد این خطر را نشان نداد.

مقایسه مهارکننده‌های آنزیم مبدل آنژیوتانسین با مسدود کننده‌های گیرنده آنژیوتانسین II

بهترین داده‌های مقایسه‌ای در مورد میزان بروز عوارض جانبی مشاهده شده با مهارکننده‌های آنزیم مبدل آنژیوتانسین و مسدودکننده‌های گیرنده آنژیوتانسین II از کارآزمایی جهانی ONTARGET به دست آمده است. این کارآزمایی روی بیش از ۲۵۰۰۰ بیمار در معرض خطر بالای حوادث قلبی عروقی (دیابت یا بیماری عروقی) انجام شده که تلمیزارتان را با رامیپریل و یا مصرف ترکیبی هر دو دارو مقایسه کرده است. ابتدا از نظر عوارض جانبی، ONTARGET اطلاعات مربوط به عوارض جانبی شدید برای نیاز به قطع دائمی دارو را ارائه کرد. یافته‌های زیر مورد توجه قرار گرفت:

رامیپریل و تلمیزارتان با درصد بروز مشابهی باعث هیپرکالمی (پتاسیم سرم بیشتر از ۵/۵ میلی اکی‌والان در لیتر؛ احتمال رخ‌داد به ترتیب: ۳/۳ و ۳/۴ درصد)، آسیب حاد کلیه (دو برابر شدن کراتینین سرم; احتمال رخ‌داد به ترتیب:۱/۹و ۲/۰ درصد) و سنکوپ که منجر به قطع دارو شود (۰/۲ درصد با هر دو دارو) می‌شود.

میزان قطع دارو (قطع دوره‌ای دارو) با تلمیزارتان نسبت به رامی‌پریل به طور متوسط و معنی‌داری کمتر است (۲۳ در مقابل ۲۴/۵ درصد، ریسک نسبی ۰/۹۴).

رامیپریل با میزان قابل توجهی بالاتر باعث بروز سرفه (۴/۲ در مقابل ۱/۱ درصد) و آنژیوادم (۰/۳ در مقابل ۰/۱ درصد) می‌گردد.

افت فشار خون علامت دار ناشی از تلمیزارتان به طور قابل توجهی بالاتر (۲.۶ در مقابل ۱.۷ درصد) است. درمان ترکیبی مهارکننده‌های آنزیم مبدل آنژیوتانسین با مسدود کننده‌های گیرنده آنژیوتانسین II

مطالعات متعدد نشان داده‌اند که بیمارانی که تحت درمان همزمان با مهارکننده‌های آنزیم مبدل آنژیوتانسین و مسدودکننده‌های گیرنده آنژیوتانسین II هستند، در معرض خطر بالای عوارض جانبی می‌باشند. افزایش احتمال عوارض نامطلوب- داده‌های تائید کننده افزایش اثرات جانبی ناشی از مصرف با هم داروها بدست آمده از مشاهدات ذیل است:

همانطور که در بخش قبل توضیح داده شد، در کارآزمایی ONTARGET، رامیپریل، تلمیزارتان و درمان ترکیبی این دو، در بیش از ۲۵۰۰۰ بیمار در معرض خطر بالای حوادث قلبی عروقی مورد ارزیابی قرار گرفت. درمان ترکیبی در مقایسه با رامیپریل به تنهایی با افزایش احتمال قابل توجهی در عوارض جانبی زیر همراه است که‌این عوارض (افت فشار خون، سنکوپ، اختلال عملکرد کلیه) به اندازه‌ای شدید بود که نیاز به قطع دارو داشت. علاوه براین احتمال هیپرکالمی و مرگ و میر کلی در درمان ترکیبی به‌طور قابل توجهی بیشتر بود.

همچنین در یک متاآنالیز که چهار کارآزمایی تصادفی شامل ۱۷۳۳۷ بیمار مبتلا به نارسایی مزمن قلبی را مقایسه کرده است نشان داده شد که در بیمارانی که یک مهارکننده آنزیم مبدل آنژیوتانسین به تنهایی یا ترکیبی از یک مهارکننده آنزیم مبدل آنژیوتانسین و یک مسدود کننده گیرنده آنژیوتانسین IIدریافت کرده بودند،

میزان بروز عوارض جانبی شامل کاهش عملکرد کلیه، هیپرکالمی، و افت فشار علامت‌دار با درمان ترکیبی به‌طور چشمگیری افزایش می‌یابد.

افزایش احتمالی ریسک سرطان- در یک متاآنالیز که بر روی کارآزمایی‌های داروهای ضد فشار خون انجام شد، در بین ۲۸۱۶۸ بیمار از بین دو کارآزمایی، ریسک بروز سرطان در بیماران تحت درمان ترکیبی با مسدود کنندگان گیرنده آنژیوتانسین II و مهارکننده‌های آنزیم مبدل آنژیوتانسین در مقایسه با درمان تک دارویی با مهارکننده‌های آنزیم مبدل آنژیوتانسین با افزایش قابل توجهی همراه بود. در مقابل، در متاآنالیز دوم که شامل این دو کارآزمایی و همچنین پنج کارآزمایی دیگر بود، نرخ مشابهی از بروز سرطان را در بیماران تحت درمان با درمان ترکیبی در مقایسه با درمان تک دارویی مهارکننده‌های آنزیم مبدل آنژیوتانسین (۵/۳۳ در مقابل ۵/۲۶ درصد) نشان داد. با این حال، ناهمگونی قابل توجهی در بین مطالعات وجود دارد. بر اساس شواهد واضح از آسیب و عوارض احتمالی، درمان ترکیبی با مهارکننده آنزیم مبدل آنژیوتانسین و مسدود کننده‌های گیرنده آنژیوتانسین II نباید تجویز شود، مگر اینکه شواهد قانع کننده‌ای از فواید بالینی وجود داشته باشد که با رژیم‌های درمانی دیگر قابل دستیابی نباشد. در مورد ترکیب یک مهارکننده مستقیم رنین با یک مهارکننده آنزیم مبدل آنژیوتانسین یا یک مسدود کننده‌های گیرنده آنژیوتانسین II، توصیه‌های مشابه اعمال می‌شود.

فصل هشت : آنزیم های خاص برای درمان سرطان

سرطان مجموعه‌ای از جهش‌های ژنتیکی است که در DNA رخ می‌دهد و باعث تکثیر بیش از حد سلول می شود. جهش ها در دو گروه از ژن های سلولی مشاهده می شوند: انکوژن ها و ژن های سرکوبگر تومور. برای این که یک سلول سرطانی بتواند موقعیت خود را تثبیت کند، باید متابولیسم سلول را به نفع خود تغییر دهد که شامل تغییر در متابولیسم کربوهیدرات ها، چربی ها، پروتئین ها و اسیدهای نوکلئیک است. در تغییر متابولیسم سلول سرطانی، انکوژن‌هایی مانندHIF:، MYCو AKT بسیار مؤثر هستند و در مقابل عوامل سرکوبگر تومور مانندP۵۳ ، AMPKموجب کاهش رونویسی از انکوژن‌های یاد شده می‌شوند و از بروز تغییرات متابولیسمی جلوگیری می‌کنند که البته بروز جهش در این ژن های سرکوبگر تومور مانع از عملکرد صحیح آن ها می شود .

آنزیمی که به طور معمول از سلول‌های انسانی در برابر ویروس‌ها دفاع می‌کند و می‌تواند در بدخیم شدن سرطان نقش داشته باشد. هدف تازه شناسایی شده دانشمندان با توانایی خود در ایجاد جهش در سلول‌های سرطانی، پتانسیلی برای درمان‌های جدید مبارزه با بیماری‌های کشنده مانند سرطان ارائه می‌کند. دانشمندان از یک مدل پیش بالینی سرطان مثانه به نام APOBEC ۳ Gاستفاده کرده‌اند. آن‌ها کشف کردند که این آنزیم به طور قابل توجهی تعداد جهش‌ها را در سلول‌های تومور افزایش می‌دهد. از آنجایی که موش‌ها فاقد آنزیم انسانی APOBEC۳ Gهستند، دانشمندان برای انجام این تحقیق، ژن آنزیمیAPOBEC ۳ موش‌ها را با ژنAPOBEC ۳ Gانسانی جایگزین کردند. آن‌ها متوجه شدند در این موش‌ها نسبت به موش‌هایی که دارای ژن APOBEC هستند، ۷۶ درصد احتمال بسیار

بیشتری وجود دارد که به این نوع سرطان مبتلا شوند. همچنین این موش‌ها زمانی که در معرض یک ماده شیمیایی قرار گرفتند که سرطان مثانه را تقویت می‌کند، از بین رفتند. با بررسی دقیق نحوه جهش آنزیمAPOBEC G۳، محققان به این نتیجه چشمیگر دست یافتند که این نوعی آنزیم خاص به طور مستقیم در افزایش میزان بدخیمی و میزان مرگ و میر در موش‌ها ارتباط دارد. در نهایت، آن‌ها با بررسی پایگاه داده DNA تومور انسان، متوجه شدند که این جهش‌ها در سرطان مثانه رایج است و می‌توانند بدترین عواقب را به همراه داشته باشند. روهی از دانشمندان، شواهد جدیدی را کشف کرده‌اند که نقش آنزیم "MAPK٦" را در تشدید سرطان نشان می‌دهند. پژوهش ها نشان می‌دهند که MAPK٦ با فعال کردن مسیر موسوم به "AKT"که یک مکانیسم شناخته‌شده سلولی تقویت‌کننده سرطان است، پیشروی سرطان را افزایش می‌دهد. یافته‌های پژوهش ها نشان می‌دهند درمان‌هایی که در فعالیت MAPK٦ دخالت می‌کنند، ممکن است یک روش درمانی موثر را برای سرطان ارائه دهند.

پژوهش‌هایی که در مورد نقش MAPK٦ در سرطان انسانی انجام شده‌اند، نتایج غیرقطعی را به همراه داشته‌اند. برخی از پژوهش‌ها به این نتیجه رسیده‌اند که MAPK٦به پیشروی سرطان منجر می‌شود؛ در حالی که برخی از پژوهش‌های دیگر، اثر معکوس را نشان می‌دهند. بیان بیش از اندازه MAPK٦ می‌تواند سلول‌های طبیعی را به سلول‌های مشابه تومور تبدیل کند. علاوه بر این، افزایش بیان MAPK٦ در سلول‌های سرطانی پروستات، تخمدان، پستان و سلول‌های غیر کوچک ریه که پیشتر دارای سطوح پایین تا بالای MAPK٦ بودند، به پیشروی بیشتر سلول‌های تومور منجر

شد. یافته‌های پژوهش ها نشان می‌دهند که حذف MAPK٦ از سلول‌های تومور می‌تواند رشد تومور را کاهش دهد. از بین بردن MAPK٦ به صورت ژنتیکی توانست پیشروی چندین نوع سلول سرطانی را در آزمایشگاه به طور قابل توجهی کاهش دهد.

سپس پژوهشگران، مکانیسمی را که واسطه فعالیت‌های MAPK٦ در تشدید سرطان است، بررسی کردند. بررسی‌ها نشان داد کهMAPK٦ ، یک گروه فسفات را به قسمتی از AKT موسوم به "S٤٧٣" اضافه می‌کند. این همان محلی است که توسط یک مجموعه پروتئین کیناز "mTOR" محرک سرطان موسوم به"mTORC٢" ، فسفریلاسیون را پشت سر می‌گذارد.

مهارکننده‌های کیناز برای mTOR در حال حاضر آزمایش‌های بالینی را پشت سر می‌گذارند تا توانایی آنها در کاهش پیشروی سرطان آزمایش شود. با وجود این، به نظر می‌رسد که با گذشت زمان، سلول‌های سرطانی در برابر این اثر بازدارنده مقاومت می‌کنند و به رشد خود ادامه می‌دهند. یافته‌های یانگ و همکارانش در آزمایشگاه نشان می‌دهند که اگرچه مهار فعالیت‌های MAPK٦ و mTOR به طور جداگانه فسفوریلاسیون AKT و رشد سلول‌های سرطانی را کاهش می‌دهد اما مهار هر دو به طور همزمان، دستیابی به یک فعالیت قوی‌تر سرکوب‌کننده تومور را به همراه دارد. یافته‌ها نشان می‌دهند که مسیر AKT می‌تواند به طور مستقل توسط mTORC٢ و MAPK٦فعال شود. بنابراین، ما باور داریم که مهار فعالیت mTORC٢ به تنهایی، رشد سرطان را به طور موثر کنترل نمی‌کند زیرا در بسیاری از موارد، MAPK٦ممکن است کمبود فعالیت mTORC٢ را با حفظ فعال‌سازی AKT و پیشروی سرطان جبران کند. یافته‌های پژوهش ها نشان می‌دهند کهMAPK٦ ، راهی برای فرار از اثر سرکوب‌کننده مهارکننده‌های mTOR را برای سلول‌های سرطانی فراهم می‌کند.هنوز

به بررسی بیشتری در این زمینه نیاز است اما ما باور داریم که ترکیب هر دو مهارکننده MAPK٦ و mTOR ممکن است یک روش موثرتر و طولانی‌تر را برای کاهش پیشروی سرطان ارائه دهد.

این می تواند به طور طبیعی رخ دهد یا به دلیل قرار گرفتن در معرض عوامل آسیب رسان به DNA مانند برخی از شیمی درمانی هایی که برای درمان سرطان استفاده می شود PARP .خانواده ای از آنزیم هایی است که توسط دانشمندان شناخته شده اند و در چندین فرآیند اصلی سلولی از جمله ترمیم DNA نقش دارند. با این حال ، دقیقاً نحوه تعامل مهار کننده های PARP با DNA و کروماتین برای انجام این فرآیند ناشناخته بود. محققان از میکروسکوپ الکترونی برودتی برای گرفتن ساختار آنزیم های PARP متصل به DNA استفاده کردند. یافته های آنها نشان داد که آنزیم می تواند انتهای DNA شکسته را بهم نزدیک کند.

مهار کننده های PARP دسته ای از داروها هستند که برای درمان سرطان های پستان ، تخمدان و پروستات و سایر موارد استفاده می شوند. این داروها با جلوگیری از ترمیم DNA آنزیم های PARP که توسط شیمی درمانی آسیب دیده است ، کار می کنند. با متوقف کردن ترمیم DNA ، داروها می توانند مرگ سلولهای سرطانی را تسهیل کنند. متأسفانه ، بازدارنده های PARP در حال حاضر در معرض مقاومت هستند.

ال-آسپاراژیناز در اشرشیا کلی به مقدار زیادی تولید می‌شود که منجر به آغاز طرح مطالعات بالینی ال-آسپاراژیناز شده است. اثر بالینی آنزیم توسط چندین آزمایش

در بیماران تأیید شد. ریستون و یلین در سال ۱۹۶۶ موفق به خالص‌سازی بخشی از دو ایزو فرم ال-آسپاراژیناز از سرم خوکچه‌هندی شدند. جالب‌توجه است که تنها یک ایزو فرم از فعالیت ضد لنفوم در داخل بدن به نمایش گذاشته‌شده است, ازآنجایی‌که استخراج این آنزیم از سرم خوکچه‌هندی به مقدار کافی دشوار است، منابع دیگری مثل میکروب‌ها موردتوجه قرار گرفتند. اوتگن و همکارانش در سال ۱۹۶۷ برای اولین بار بود که اثرات ال-آسپاراژیناز در انسان مبتلا به لوسمی نشان دادند و در مشاهده مهم دیگر توسط اولد و همکارانش فعالیت ضد تومور در سگ با لنفوسارکومای خود به خودی را نشان دادند واکنش افزایش حساسیت برای ال-آسپاراژیناز اشرشیا کلی شناخته‌شده و نسبتاً رایج است. مطالعه بر روی ال-آسپاراژیناز اشرشیا کلی و اروینیا کارتورا با عدم واکنش متقاطع مشخص شد، هر دو آنزیم مقدار بالایی از ایمنی‌زایی را نشان دادندکه تلاش می‌شود دارویی به‌منظور کاهش ایمنی‌زایی با حفظ فعالیت آنزیم ساخته شود. پلی اتیلن گلیکول (PEG) به‌عنوان یک فرآیندی که در آن واکنش‌های ایمنی لغو شده بدون اینکه خاصیت ضد سرطانی آن تغییر یابد به رسمیت شناخته‌شده است. این نسخه اصلاح‌شده آنزیم در مدل حیوانی کاهش تشکیل آنتی‌بادی را نشان داد و به‌طور قابل‌توجهی اثر آن طولانی‌مدت تر بود . در سال‌های اخیر استفاده از ال-آسپاراژیناز در درمان لوسمی های دیگر مانند اختلالات لنفوپرولیفراتیو گسترش‌یافته است.و درنهایت به‌عنوان دارو برای درمان سرطان خون توسط فاد در سال ۱۹۷۸ مورد تأیید قرار گرفت. آسپاراژیناز آنزیمی است که هیدرولیز آسپاراژین به آسپارتیک اسید را کاتالیز می‌کند. آسپاراژینازها به‌طور طبیعی توسط میکروارگانیسم‌ها تولید می‌گردند .

ال-آسپاراژیناز فرمی از آسپاراژیناز است که بر روی اسیدآمینه ال-آسپاراژین اثر می‌کند. ال-آسپاراژین مانند سایر اسیدآمینه‌های دارای فرم ال(*L*) ، به‌طور طبیعی طی ترجمه در سطح ریبوزوم در ساختار پروتئین‌ها قرار می‌گیرد . برخلاف اسیدآمینه‌های فرم دی (D) که طی تغییرات پس از ترجمه در ساختار پروتئین جای می‌گیرند.

تولید ال-آسپاراژیناز از منابع میکروبی از طریق تخمیر روش امیدوارکننده‌ی است با توجه به این‌که مقرون‌به‌صرفه و سازگار با محیط‌زیست است. ال-آسپاراژیناز در سراسر جهان به روش تخمیر در حالت مایع (SMF)تولید می‌شود اگرچه تخمیر به روش مایع هزینه‌بر است اما هنوز یک روش معمول است که در سراسر جهان برای تولید ال-آسپاراژیناز استفاده می‌شود بااین‌حال کاستی‌های اصلی تولید آنزیم به روش تخمیر مایع : غلظت کم تولید و درنتیجه کاهش حمل‌ونقل و دفع حجم مقدار زیادی از آب در طول فرآیند است. بنابراین این روش پرهزینه، بسیار مشکل و عملکرد ضعیفی دارد در این زمینه تخمیر حالت‌جامد (*SSF*) برای غلبه بر اشکالاتی که تخمیر مایع دارد موردتوجه فراوان قرارگرفته است. تخمیر در حالت جامد در مقایسه با روش (*SMF*)مؤثرتر بوده و دارای عملکردی چند برابر بالاتر است (*SSF*) دارای مزایای متعددی نسبت به تخمیر مایع است ازجمله نیاز به انرژی کمتر ،خطر بسیار کم آلودگی باکتریایی ، نیاز پایین‌تر به آب و نگرانی‌های زیست‌محیطی کمتر در مورد دفع زباله‌های جامد ،علاوه بر این استفاده از زباله‌های جامد کشاورزی به‌عنوان یک سوبسترا برای کربن و انرژی موردنیاز برای (*SSF*) باعث می‌شود که این رویکرد سازگار با محیط‌زیست شود. معمولاً بسترهایی که برای (*SSF*) استفاده

می‌شود آب پلیمری غیرقابل‌حل از نشاسته و مواد سلولزی است.(سینگ و اسریواستاوا ،۲۰۱۲(تصور بر این است که کنترل میزان تولید آنزیم آسپاراژیناز بر مبنای مدل مورفین که یک روش تنظیمی آلوستریک است انجام می‌گیرد .

تحقیقات نشان می‌دهد که اولین و مهمترین تغییر در متابولیسم سلول سرطانی، تغییر در متابولیسم قندها است که از متابولیسم هوازی به متابولیسم بی هوازی تغییر می یابد که در این تغییر فاکتور القایی هیپوکسی یا HIF مهم ترین نقش را ایفا می کند HIF .باعث افزایش انتقال دهنده های گلوکز به سلول، افزایش آنزیم های دخیل در گلیکولیز، افزایش فرآیند رگ زایی و سرکوب مرحله هوازی متابولیسم گلوکز می شود AKT .از دیگر انکوژن هایی است که باعث تحریک فرآیند گلیکولیز در سلول های سرطانی می شود AKT .سبب افزایش بیان آنزیم های گلیکولیز و همانند HIF افزایش ترانسپورترهای گلوکز در سلول سرطانی می شود. در مقابل پروتئین های سرکوبگر تومور مانند P۵۳ با افزایش رونویسی ازSCO۲ ، PTENدر مهار گلیکولیز سلول‌های سرطانی مؤثر می‌باشند. جهش در ژن P۵۳ سبب می شود سلول به سمت سرطانی شدن پیش برود .

تحقیقات جدید محققان دانمارکی نشان می‌دهد که برخی آنزیم‌های خاص می‌توانند علائم اسید لاکتیک را حذف کنند. نتایج این مطالعه ممکن است درک محققان از درمان سرطان و اینکه چگونه فعالیت بدنی می‌تواند بر اپی‌ژنتیک انسان تاثیر بگذارد، افزایش دهد.اپی‌ژنتیک مطالعه اختلافات سلولی و فیزیولوژیکی است که بوسیله تغییر در توالی DNA ایجاد نمی‌شود، اپی‌ژنتیک اصولا مطالعه عوامل خارجی یا محیطی است که باعث روشن یا خاموش شدن ژن‌ها می‌شود و بر روی چگونگی خوانده شدن ژن‌ها اثر می‌گذارد. نتایج مطالعه محققان دانشگاه کپنهاگ حاکی از آن

است که آنزیم‌های خاص می‌توانند علائم اسید لاکتیک را از پروتئین‌ها حذف کنند و محققان امیدوارند که این امر درک آنها را از تاثیر داروی سرطان و سایر موارد افزایش دهد.

پروفسور "کریستین آدام اولسن (Christian Adam Olsen)"از دانشکده طراحی دارو و داروشناسی و رهبر این مطالعه گفت: البته هدف نهایی تولید داروهایی با کمترین عوارض جانبی ممکن است. هرچه بتوانیم اطلاعات بیشتری در مورد آنزیم‌هایی که قادر به حذف علائم اسید لاکتیک هستند به دست آوریم، طراحی داروهای مناسب جدید که قادر به مورد هدف قرار دادن این آنزیم‌های خاص هستند آسان‌تر خواهد بود. بنابراین این کشف ممکن است بر توسعه داروی جدید سرطان تاثیر بگذارد. در این مطالعه، کریستین آدام اولسن و دیگر محققان، سلول‌های سالم انسانی و همچنین سلول‌های سرطانی را در آزمایشگاه رشد دادند. چندین آزمایش آنها شامل شکستن سلول‌ها به منظور مطالعه جزئیات قسمت‌های مختلف با استفاده از آنتی بادی‌های خاص است. با این حال، آنها همچنین سلول‌های زنده را مستقیما و با استفاده از معرف‌هایی که می‌توانند اجزای سلولی انتخاب شده را فلورسنت کنند، مورد مطالعه قرار دادند.

محققان پس از انجام این کار گفتند: این آزمایش نشان داد که این آنزیم‌های خاص واقعا علائم اسید لاکتیک را حذف می‌کنند. زمانی که آنزیم‌ها را حذف کردیم، سطح اسید لاکتیک به میزان قابل توجهی افزایش یافت. زمانی که آنزیم‌ها را با استفاده از داروهای موجود سرطان مهار کردیم نیز همین اتفاق افتاد. نتایج مطالعه جدید

می‌تواند به توسعه درمان‌های جدیدی برای سرطان کمک کند و درک آنها را از اپی ژنتیک افزایش دهد. نتایج تحقیقات قبلی نشان داده است که رژیم غذایی، خواب و فعالیت بدنی برخی از عواملی هستند که می‌توانند بر اپی ژنتیک ما تاثیر بگذارند. محققان هنوز نمی‌دانند که آیا علائم اسید لاکتیک ارثی هستند یا خیر. اما در صورت وجود ارثی بودن، مطالعه تاثیر احتمالی رژیم غذایی، خواب و فعالیت بدنی بر علائم اپی ژنتیکی نسل بعدی ممکن است به نتایج جالبی بیانجامد.

بر اساس اطلاعات در مطالعه جدیدی، آنزیمی که از سلول های انسانی در برابر ویروس ها محافظ می کند، می تواند از طریق ایجاد جهش های بی شماری در سلول های سرطانی منجر به رشد سرطان و ایجاد بدخیمی شود. طبق بررسی های جدید، این آنزیم می تواند پتانسیل این را داشته باشد که در آینده در درمان سرطان هدف قرار بگیرد. این مطالعه جدید در زمینه تحقیقات مرتبط با سرطان در ماه دسامبر ۲۰۲۰ منتشر شد. محققان در آن سعی در استفاده از یک مدل پیش بالینی برای سرطان مثانه داشتند تا بتوانند به بررسی نقش آنزیم APOBEC۳G در رشد بیماری بپردازند. آنها متوجه شدند که این آنزیم تعداد جهش ها در سلول های تومور را افزایش می دهد. همچنین منجر به افزایش تنوع ژنتیکی تومور های مثانه و سرعت بیشتر مرگ و میر می شود.

خانواده ی آنزیمیAPOBEC۳G

خانواده ی آنزیمی APOBEC۳G از طریق تعدیل شیمیایی نوکلئوتیدهای سیتوزین)با حرف C شناخته می شوند (.آنها قادر به ایجاد جهش در مولکول های RNA و یا DNAهستند. این موضوع می تواند منجر به ایجاد نوکلئوتیدهای نادرست و غلط در آن قسمت شود. نقش طبیعی این آنزیم ها، از جملهAPOBEC۳G ، مقابله با

رتروویروس ها مانند HIV است. در واقع این دسته از آنزیم ها با ایجاد جهش در سیتوزین ژنوم ویروس سعی در متوقف کردن چرخه ی ویروس دارند. خطر ذاتی این آنزیم ها گویای آن است که باید مکانیسم هایی وجود داشته باشد که از آنها در برابر DNAهای سلولی خطرناک محافظت می کند.

محققان در یک دهه قبل، از تکنیک های جدید توالی یابی DNA در جهت پیدا کردن جهش های بیشتر نوع APOBEC۳ در DNA سلولی سرطان استفاده کردند. در سال ۲۰۱۶، در طی مطالعه بر روی نمونه های انسانی تومور مثانه، این موضوع که قسمت بالای این جهش ها در این تومورها با APOBEC۳G مرتبط است مشخص شد. همچنین به نظر می رسد که این جهش ها در جلوگیری از اثر شیمی درمانی نیز نقش دارند. این بررسی ها احتمالا به این موضوع اشاره دارد که سلول های سرطانی APOBEC۳ها را به کار می گیرد تا ژنوم هایشان را دچار جهش کنند. گرچه این موضوع منجر به ایجاد تمامی جهش های لازم برای رشد سرطان نمی شود. اما علی رغم عملکرد سیستم ایمنی، توانایی آنها را برای ایجاد و گسترش تومورها، دارو درمانی و سایر عوامل مقابله کننده افزایش می دهد.

نقش ویژه APOBEC۳G در سرطان مثانه

این آنزیم، انسانی است و در موش ها وجود ندارد. بنابراین محققان تنها ژن مربوط به این آنزیم را از موش ها خارج کردند و نوع انسانی آن را جایگزین کردند. در نهایت شاهد بودند که وقتی این موش ها در معرض ماده شیمیایی محرک سرطان مثانه که شبیه به ماده سرطان زای درون دود سیگار عمل می کند، قرار گرفتند، در مقایسه با

موش هایی که ژن از آنها خارج شده ولی جایگزین نشدند، به این نوع بیماری بیشتر مبتلا شدند. علاوه بر این، در طی ۳۰ هفته، همه موش های گروه اول زنده ماندند. نزدیک به یک سوم موش های گروه دوم مبتلا به سرطان شدند. مطلبی که تعجب دانشمندان را برانگیخت این بود که آنها دریافتند APOBEC۳G موجود در موش ها، در هسته هستند DNA .سلولی در آن از طریق یک تکنیک میکروسکوپی برش نوری نگهداری می شود. ولی در گذشته تصور بر این بود که این پروتئین، خارج از هسته قرار دارد. تومورهای مثانه در موش هایی که این ژن را دریافت کردند حدود دو برابر تومورها در موش هایی که ژن آنها خارج شد دچار جهش شدند.

نظریه محققان در مورد آنزیم و رشد تدریجی سرطان

محققان با شناسایی نشانه خاص جهش APOBEC۳G و ترسیم نقشه آن در ژنوم های مربوط به تومور، به شواهد فروانی دست پیدا کردند. مبنی بر اینکه این آنزیم موجب میزان بیشتر جهش و تنوع ژنتیکی در تومورها میشود .احتمالا به عنوان عامل بدخیمی و مرگ و میر بیشتر در موش های دارای ژن APOBEC۳G محسوب می شود. نشانه مشخص مربوط به جهش ایجاد شده توسط این ژن یافت شده است. اینها متفاوت از نشانه های دیگر اعضای خانواده آنزیمی APOBEC۳ هستند. نشانه های مربوط به این جهش آنزیم ها را در طیف گسترده ای از اطلاعات مربوط به DNA تومور انسانی و ژنوم سرطان جستوجو کردند. به نظر می رسد این جهش ها در سرطان مثانه شایع است و مرتبط با پیامدهای بدتر باشند. نتایج حاصل، حاوی پیشنهاداتی برای محدود و یا هدایت کردن و در کل، کنترل رشد و نمو تومور از طریق هدف قرار دادن آنزیم های APOBEC۳ در طراحی و ساخت دارو در آینده است.

دانشمندان در حال کار با محیط های کشت سلولی متوجه شدند که آنزیمی که آنها آن را ایزوسیترات دهیدروژناز ۱ (IDH۱) مینامند ، تکثیر سلولهای سرطان سروزی تخمدان را تحریک میکند.زمانیکه آنها این آنزیم را مهار میکنند ، خواه از روش شیمیایی یا از طریق خاموش کردن ژن آن ، سلولهای سرطانی توانایی تقسیم و تکثیر شدن را از دست میدهند.به نظر میرسد از دست دادن فعالیت آنزیم ، سلول های سرطانی را به حالت پیری میبرد. سلولهایی که وارد این حالت خاموش میشوند نمیتوانند چرخه سلولی خود را کامل کنند.

تحقیقات جدید ممکن است چشم انداز آینده افراد مبتلا به سرطان تخمدان را بهبود دهند.مقاله اخیری که در مجله تحقیقات مولکولی سرطان چاپ شده است جزئیات این مطالعه را شرح داده است. دکتر Katherine M. Aird ، نویسنده ارشد این مطالعه و پروفسور فیزیولوژی سلولی و مولکولی در دانشکده پزشکی ایالت پن میگوید : " یکی از برزگترین مشکلات سلولهای سرطانی این است که آنها بدون تحریک رشد میکنند."وی میگوید : " با القای پیری ، سلول ها دیگر نمیتوانند تقسیم شده و رشد کنند".

نیاز به انواع جدید درمان سرطان تخمدان

سرطان بیماری است که زمانی ایجاد میشود که سلول های غیرطبیعی بدون کنترل رشد کرده و یک توده یا تومور تشکیل میدهند. زمانیکه سلول هایی که خارج از کنترل رشد میکنند در تخمدان ها وجود دارند ، باعث ایجاد سرطان تخمدان میشوند. در حدود ۱ در هر ۷۸ زن طی دوره زندگی خود به سرطان تخمدان مبتلا خواهد شد. زمانیکه سرطان در مراحل بسیار اولیه تشخیص داده شود ، شانس بقای بیشتر از ۵ سال بعد از تشخیص ، بیش از ۹۰ درصد میباشد.

گرچه ، از آنجائیکه علائم مبهم هستند و هیچ آزمایشی برای تشخیص زودهنگام وجود ندارد ، تشخیص زودهنگام تنها در حدود ۲۰ درصد موارد رخ میدهد. بیشتر افراد مبتلا به سرطان تخمدان تا زمانیکه سرطان شروع به پخش شدن نکند ، متوجه بیماری خود نمیشوند. نگرانی های مطالعه جدید ، سرطان سروزی تخمدان با درجه بالا میباشد که شایع ترین نوع سرطان تخمدان میباشد.در حدود ۷۰ درصد افراد مبتلا به سرطان سروزی تخمدان با درجه بالا برگشت بیماری خود را تجربه خواهند کرد زیرا این سرطان نسبت به شیمی درمانی از خود مقاومت نشان میدهد. نیاز فوری به روشهای جدید برای درمان این بیماری وجود دارد. از آنجائیکه بیشتر زنان مبتلا به سرطان سروزی تخمدان با درجه بالا تا شروع پخش بیماری تشخیص داده نمیشوند ، تشخیص دقیق منشا سرطان در این افراد دشوار است.سابقا ، پزشکان معتقد بودند که این سرطان از بافتی که سطح داخلی تخمدان ها را میپوشاند شروع میشود. گرچه ، اخیرا ، عقیده بر این است که احتمالا لوله فالوپ منشا سرطان باشد.

هدفگیری چرخه اسید سیتریک

دکتر Aird و همکارانش برای مطالعه خود ، چگونگی استفاده از قند در سلول های لوله فالوپ سالم و سرطانی را مقایسه کردند. محققان با اندازه گیری محصولات جانبی متابولیسم سلولی ، توسط اسپکترومتری جرمی این مقایسه را انجام دادند. با استناد به نتایج اسپکترومتری ، گروه متوجه شد که سلول های سرطانی از طریق چرخه اسید سیتریک از قند استفاده میکنند. برخلاف سلول های سرطانی ، سلول های سالم با استفاده از گلیکولیز هوازی قند را به لاکتات تبدیل میکردند که این روش رایج تر است.بسیاری از درمان های سرطان گلیکولیز را هدف قرار میدهند زیرا سلولهای سرطانی از این روش استفاده میکنند تا نیاز بالای خود به انرژی را تامین کنند. به نظر میرسد که مهار کردن آنزیم IDH۱ نه تنها سلولهای تومور اولیه را تحت تاثیر قرار میدهد بلکه چرخه سلولی سلول های سرطانی که در بخش های دیگر بدن پخش شده اند را نیز متوقف میکند.این یافته ها با یافته های مطالعات دیگر که نشان دادند میزان کم آنزیم باعث بقای طولانی تر میشود ، در یک راستا میباشند. از آنجائیکه بیشتر زنانی که دارای سرطان تخمدان هستند قبل از پخش شدن سرطان تشخیص داده نمیشوند ، این مهم است که درمان های جدید بتوانند مراحل دیرتر بیماری را هدف قرار دهند.نوع IDH۱ که محققان در سلولهای سرطان سروزی شناسایی کردند ، فرم وحشی یا بدون جهش آن بود.دکتر Aird توضیح میدهد که سازمان غذا و دارو (FDA)پیش از این دارویی که فرم جهش یافته IDH۱ را هدف قرار میدهد تایید کرده است

یک مطالعه سلولی اخیر نشان داد که آنزیم APOBEC۳G می تواند خطر سرطان را افزایش دهد. مطالعات جدید محققان نشان می دهد نوعی انزیم دفاعی بدن که قابلیت نابودی ویروس ها را دارد می تواند عامل مهمی در ایجاد و رشد سلول های سرطانی باشد. تصور می شود این آنزیم با افزایش تعداد جهش ها در سلول های تومور به تشکیل سرطان کمک می کند. جهش‌ها به تنوع ژنتیکی تومورهای سرطان در اندامی مانند مثانه اجازه می دهند که مقاوم تر شده و تخریبشان سخت شود. بیشوی فالتاس، انکولوژیست و استادیار زیست شناسی سلولی و رشدی در مرکز پزشکی دانشگاه کرنل در این رابطه می گوید یافته های ما نشان می دهد که APOBEC۳G سهم بزرگی در تکامل برخی سرطان ها از جمله مثانه داشته و باید به عنوان یک هدف برای استراتژی های درمانی آینده در نظر گرفته شود. بررسی های انجام شده نشان می دهد آنزیم های APOBEC۳G با جلوگیری از شبیه سازی ویروس ها، در دفع ویروس ها موثر هستند. آنها می توانند با جهش سیتوزین ها – حرف C در کد ژنتیکی – از تکثیر ویروس جلوگیری کنند. با این حال، این جهش های سلولی می توانند تغییرات پایداری در کد ژنتیکی ایجاد و مدت ها پس از از بین رفتن ویروس خطاهایی را در سلول های بدن ایجاد کنند. این ایده که آنزیم ها می توانند به شکل گیری سرطان کمک کنند حدود یک دهه پیش مطرح شد. تکنیک‌های جدید توالی‌یابی دی ان ای به زیست شناسان اجازه می دهد تا نگاه عمیق تری به دی ان ای سلول های سرطانی داشته باشند. طی مطالعه ای در سال ۲۰۱٦ ، دکتر فالتاس دریافت که بیشتر جهش ها در تومورهای مثانه مربوط به تغییرات ناشی از آنزیم های APOBEC۳G است. علاوه بر این، به نظر می رسد جهش های ژنتیکی که این آنزیم تولید می کند به بقای تومورها در طول شیمی درمانی کمک کرده است. یافته

های قبلی نشان می دهد که سرطان ها از آنزیم های APOBEC۳برای ایجاد جهش های بیشتر استفاده می کنند و متاسفانه این جهش‌ها نه تنها باعث رشد سرطان می شوند، بلکه ممکن است به جلوگیری از تشخیص سیستم ایمنی و داروهای سرطان نیز کمک کنند. بررسی های جدید نشان می دهد که وجود این آنزیم خطر ابتلا به سرطان را در موش ها تقریباً دو برابر می کند. در این تحقیقات، دانشمندان از موش ها برای آزمایش اینکه آیا APOBEC۳Gمستقیماً باعث ایجاد سرطان می‌شود یا خیر، استفاده کردند. آنها با حذف تنها آنزیم نوع APOBEC۳در موش، این بررسی را شروع کردند و در ادامه ژن APOBEC۳Gانسانی را جایگزین آن کردند. موش‌ها سپس در معرض یک ماده شیمیایی محرک سرطان مثانه قرار گرفتند که مشابه مواد موجود در دود سیگار است. نتایج نشان داد حدود یک سوم موش های حامل ژن انسانی و آنزیم فوق بر اثر سرطان مردند.

یکی از یافته‌های مهم در صنعت داروسازی و پزشکی، استفاده از آنزیم آسپاراژیناز به‌عنوان یک داروی ضد سرطان می‌باشد. آنزیم آسپاراژیناز، با هیدرولیز کردن اسید آمینه آسپاراژین، باعث کاهش این اسید آمینه در خون شده و مرگ سلول‌های سرطانی را سبب می‌شود. امروزه از این آنزیم در درمان انواع مختلفی از لوسمی‌ها مخصوصاً لوسمی لنفوبلاستی حاد، لنفوسارکوما و لنفومای غیر هوچکینی استفاده می‌شود. با وجود کاربردهای گسترده آسپاراژیناز در صنعت داروسازی و پزشکی، مشکلات عمده‌ای در استفاده از این آنزیم وجود دارد که از آن جمله می‌توان‌به تحریک سیستم ایمنی، ایجاد پاسخ بر علیه آنزیم و فعالیت گلوتامینازی آنزیم

اشاره کرد. مشخص شده که بخشی از عوارض جانبی به‌دلیل خاصیت گلوتامینازی موجود در آسپاراژیناز می‌باشد.

تحقیقات وسیعی برای یافتن منابع جدید تولید کننده آنزیم با خواص ایمنولوژیکی و اثرات جانبی کمتر در حال انجام می‌باشد و امیدواری‌هایی را در این مسیر به همراه داشته است. در ایران نیز پژوهش‌هایی در جهت یافتن منابع جدید تولید کننده آنزیم با ویژگی‌های جدید و اثرات جانبی کمتر، از سال‌ها پیش صورت گرفته و امید است که این تحقیقات به مرحله بالینی و صنعتی برسد.

در شرایط نرمال بین تولید رادیکال‌های آزاد و تخریب آن با کمک سیستم آنتی اکسیدان سلولی تعادل ثابتی وجود دارد. هر گونه عدم تعادل بین سطح اکسیدان‌ها و آنتی اکسیدان‌ها باعث آسیب DNA و پیشرفت سرطان می‌شود (۲). سوپراکسید دیسموتاز (SOD) مهمترین و اولین آنزیم آنتی اکسیدان در تمام ارگانیسم‌های هوازی می‌باشد که در کاهش مستقیم متابولیت‌های اکسیژن فعال نقش دارد.این آنزیم به عنوان آنتی کارسینوژن عمل کرده و مانع شروع و تبدیل مراحل کارسینوژنز می‌شود (۳). بنابراین به نظر می رسد بین سطح خونی آنزیم‌های آنتی اکسیدان به ویژه سوپراکسیددیسموتاز واستعداد پیشرفت کانسر پستان ارتباط قوی وجوددارد .در سرطان پستان سطح خونی آنزیم سوپر اکسید دیسموتاز (SOD) کاهش یافته و این کاهش متناسب با شدت و مرحله بیماری است. بر این اساس شاید بتوان از آنتی اکسیدان‌ها در درمان سرطان پستان و از این آنزیم در تعیین پروگنوز و بقای بیماران استفاده کرد.

آنزیم آسپاراژیناز، با هیدرولیز کردن اسید آمینه آسپاراژین، باعث کاهش این اسید آمینه در خون شده و مرگ سلول های سرطانی را سبب می شود. امروزه از این آنزیم در درمان انواع مختلفی از لوسمی ها مخصوصا لوسمی لنفوبلاستی حاد، لنفوسارکوما و لنفومای غیر هوچکینی استفاده می شود. با وجود کاربردهای گسترده آسپاراژیناز در صنعت داروسازی و پزشکی، مشکلات عمده ای در استفاده از این آنزیم وجود دارد که از آن جمله می توان به تحریک سیستم ایمنی، ایجاد پاسخ بر علیه آنزیم و فعالیت گلوتامینازی آنزیم اشاره کرد. مشخص شده که بخشی از عوارض جانبی به دلیل خاصیت گلوتامینازی موجود در آسپاراژیناز می باشد. تحقیقات وسیعی برای یافتن منابع جدید تولید کننده آنزیم با خواص ایمنولوژیکی و اثرات جانبی کمتر در حال انجام می باشد و امیدواری هایی را در این مسیر به همراه داشته است. در ایران نیز پژوهش هایی در جهت یافتن منابع جدید تولید کننده آنزیم با ویژگی های جدید و اثرات جانبی کمتر، از سال ها پیش صورت گرفته و امید است که این تحقیقات به مرحله بالینی و صنعتی برسد .مطالعات آینده می تواند آسپاراژینازهای جدید با مزایای بالقوه را معرفی کند، با این وجود جستجو برای یافتن میکروارگانیسم های جدید تولید کننده آنزیم در سراسر دنیا همچنان ادامه دارد. با توجه به نقش آنزیم های سیکلواکسیژناز (cox) و تولید پروستاگلاندین نوع E۲ در ایجاد ضایعات توموری در غدد پستانی، به کارگیری ترکیباتی به عنوان مهارکنندهای Cox در ممانعت از ایجاد سرطان غدد مذکور می تواند مؤثر باشد. نیمسولید ضد دردی است که با مهار آنزیم آروماتاز از تبدیل بافتی آندروژن ها به استروژن، هورمون سرطان زای زنانه

پیشگیری می کند. این آنزیم به وفور در نوع شایع سرطان پستان در زنان یائسه یافت می شود.

مهار این آنزیم با جلوگیری از تولید استروژن در استخوان باعث ابتلا به پوکی استخوان در زنان به خصوص زنان یائسه می شود. این در حالی است که این داروی ضد التهابی غیر استروئیدی با مهار اختصاصی این آنزیم تنها در بافت های سرطانی پستان عوارض جانبی سایر دارو های مهار کننده آروماتاز را ندارد. با تغییراتی که روی این دارو صورت گرفت آنالوگی از این دارو با تاثیر اختصاصی بدون عوارض جانبی ساخته شد. محققان پس از بررسی اثر آنالوگ این دارو بر سلول های سرطانی پستان در ازمایشگاه و جفت انسان دریافتند این دارو تنها می تواند آنزیم ارووماتاز را در بافت سرطانی پستان مهار کند ولی هیچ تاثیری بر سایر بافت های بدن ماند جفت ندارد. کشف این دارو گام بزرگی در درمان ارزان سرطان پستان با حداقل عوارض جانبی است. این دارو با مهار اولین مرحله بروز ژن می تواند از تولید استروژن در سلول های سرطانی پستان پیشگیری کند.

هیستون د استیلاز ها(HDACs)

هیستون د استیلاز ها(HDACs) آنزیم هایی هستند که با بازسازی ساختار کروماتین نقش مهمی در تنظیم بیان ژن دارند و عدم تعادل استیلاسیون هیستون ناشی از بی نظمی بیان و فعالیت HDACsشناخته شده است که باعث پیشرفت سرطان درتعدادی ازانواع سرطان ها میشود.در نتیجه مهار هیستون د استیلاز به عنوان یک استراتژی بالقوه برای معکوس کردن این تغییرات اپی ژنیک نابجا ظاهر شده است.جستجوی درمان های موثر برای سرطان یکی از محورهای اصلی تحقیق است ، زیرا شیوع سرطان در حال افزایش است و مقاومت دارویی در برابر داروهای

ضد سرطان موجود، نگرانی عمده است. محصولات طبیعی توانایی تولید مولکول های منحصر به فرد و ترکیباتی از مواد را دارند که ممکن است در مقایسه با درمان استاندارد های ضد سرطان در برابر سرطان، با سمیت نسبتا٠ کم موثر باشد. چندین ساختار از کلاس های مختلف مهارکننده های هیستون داستیلاز طبیعی یا مصنوعی شناخته شده که به آنزیم هیستون داستیلاز باند می شوند و استیلاسیون هیستون را القا می کنند. یکی از این ترکیبات، فورموننتینC) ۴O۱۲H۱۶ (است. در حقیقت این ترکیب دارای سطح انرژی اتصال پایین و تمایل بالا برای اتصال به آمینو اسید های کلیدی جایگاه فعال آنزیم و محل برهمکنش مشابه آن با مولکول کوکریستال است. اخیرا مبحث اثر آلفا لاکتالبومین (ALA) در بهبود سرطان به یکی از موضوعات مورد توجه محققین تبدیل شده است. در آزمایشگاه سلولی مولکولی، ALA نقش موثری در مهار رشد سلول های سرطانی داشته است. مطالعات نشان می دهند ALA در غلظت ۱۰ -۲۵ μ/ml در ۳-۴ روز اول تغییری در تکثیر سلول های سرطانی نداشته ولی از روز پنجم اندکی رشد و تکثیر سلول ها را کاهش داده است. این یافته ها از اثر مثبت ALA بر فرآیند آپوپتوزیس نیز حمایت می کنند.

Roy و همکارانش در مطالعه حیوانی سال ۲۰۱۶ خود نشان داده اند، ALA در مقایسه با کازیین اثر بیشتری در کاهش تعداد و اندازه تومورها دارد. در مطالعه kholer و همکارانش در سال ۲۰۰۱ نیز نشان داده شد که ALA با نفوذ به سیتوپلاسم سلول های سرطانی در تخریب DNA سلول نقش دارد. همچنین ALA می تواند با ورود به میتوکندری و تحریک آزاد سازی سیتوکروم C فعالیت آنزیم های کاسپاز (موثر در آپوپتوزیس) را افزایش دهد.

لاکتوفرین

لاکتوفرین (LF) که یکی از اجزای پروتئین وی می باشد، یک گلیکو پروتئین متصل به آهن است که طیف متنوعی از فعالیت های زیستی را دارد. در مطالعات آزمایشگاهی اثر مثبت این نوع پروتئین در ملانوما (نوعی تومور با منشا سلول های ملانین دار)، سرطان پستان، سرطان معده، سرطان ریه، سرطان لنفوم و سرطان کلورکتال دیده شده است. برخی دیگر از مطالعات نشان داده اند که استفاده از WPC (پروتئین وی کنسانتره) غنی از لاکتوفرین به همراه baicalein (نوعی فلاوونوئید) آپوپوتوزیس را افزایش می دهد و در درمان سرطان موثر است. همچنین این فرضیه مطرح است که در معده لاکتوفرین به وسیله آنزیم پپسین به لاکتوفریسین تبدیل می شود که این پپتید می تواند در مرگ سلول های سرطانی موثر باشد.

مطالعات حیوانی نشان داده اند لاکتوفرین حتی می تواند اثر مهاری در فاز ابتدایی سرطان های کولون، ریه، مری و مثانه داشته باشد و مانع از پیشرفت سرطان شود. بنابراین ۶ مکانیسم احتمالی در مطالعات حیوانی برای اثرات ضد سرطانی لاکتوفرین گزارش شده است که عبارتند از :

- **کاهش رشد و تکثیر سلول های سرطانی**
- **مهار آنژیوژنز**
- **تحریک آپوپتوزیس**
- **مهار فعالیت آنزیم های فعال کننده کارسینوژن ها**
- **مهار متاستاز**
- **افزایش قدرت سیستم ایمنی**
- **اهمیت پروتئین وی در بهبود سوءتغذیه ناشی از سرطان**

سوءتغذیه در بیماران مبتلا به سرطان پدیده شایعی است. مطالعات نشان می دهند، ٪۲۰-۸۰ از بیماران سرطانی در طول بیماری شان به سوء تغذیه مبتلا می شوند و حدود۲۰ ٪ این بیماران به دلیل عوارض ناشی از سوء تغذیه جان خود را از دست می دهند.

به طور معمول تغییر در متابولیسم بدن به واسطه رشد تومور و عوارض جانبی درمان های سرطان، وضعیت تغذیه ای بیمار را تحت تاثیر قرار می دهد. عواملی نظیر کاهش

اشتها، تغییر حس چشایی، اختلال در هضم و جذب مواد غذایی، مقاومت به انسولین، عدم تحمل گلوکز، افزایش لیپولیز و پروتئولیز در ابتلا به سوءتغذیه موثر هستند. در بیماران سرطانی معمولا غلظت مارکرهای التهابی نظیر IL-۱α، IL-۱β، IL-٦ و TNF-α افزایش می یابد که نقش مهمی در اختلال اشتهای بیماران دارند.

سوء تغذیه در بیماران سرطانی ابتدا با کاهش توده چربی سپس کاهش توده عضلانی و در مراحل پیشرفته به شکل کاشکسی بروز می کند. شواهد قوی وجود دارد که از نقش پروتئین وی در کاهش کاشکسی ناشی از سرطان در بیماران حمایت می کند. میزان بالای اسید آمینه لوسین و سایر اسید های آمینه ضروری موجود در پروتئین وی با بهبود سنتز پروتئین در عضلات، کاشکسی ناشی از سرطان را در بیماران کاهش و مقاومت بدن را در مقابله با سرطان افزایش می دهد. برای افزایش حداکثری سنتز پروتئین در عضلات، دریافت ۳ گرم اسید آمینه لوسین ضروری است. لوسین با تحریک مسیر mTOR (مسیر اصلی سنتز پروتئین در فیبرهای عضلانی) و تحریک ترشح هورمون انسیولین در حفظ و افزایش توده عضلانی موثر است.

مطالعه Dillon و همکارانش در سال ۲۰۱۲ نشان داد که مصرف پروتئین وی در بیماران سرطانی نقش موثری در جلوگیری از تحلیل توده عضلانی و بهبود درمان آنها دارد.

مطالعه Gillis و همکارانش در سال ۲۰۱۶ نشان داد که مصرف پروتئین وی، نقش موثری در جلوگیری از کاشکسی ر بیماران سرطانی که تحت عمل جراحی روده قرار گرفته بودند داشت.

دانشمندان در حال کار با محیط های کشت سلولی متوجه شدند که آنزیمی که آنها آن را ایزوسیترات دهیدروژناز ۱ (IDH۱) مینامند ، تکثیر سلولهای سرطان سروزی تخمدان را تحریک میکند.زمانیکه آنها این آنزیم را مهار میکنند ، خواه از روش شیمیایی یا از طریق خاموش کردن ژن آن ، سلولهای سرطانی توانایی تقسیم و تکثیر شدن را از دست میدهند.به نظر میرسد از دست دادن فعالیت آنزیم ، سلول های سرطانی را به حالت پیری میبرد. سلولهایی که وارد این حالت خاموش میشوند نمیتوانند چرخه سلولی خود را کامل کنند.تحقیقات جدید ممکن است چشم انداز آینده افراد مبتلا به سرطان تخمدان را بهبود دهند .

تجزیهٔ ال- آسپاراژین به ال- آسپاراتیک‌اسید و آمونیاک

آنزیم ال- آسپاراژیناز تجزیهٔ ال- آسپاراژین را به ال- آسپاراتیک‌اسید و آمونیاک تسریع می‌کند. این آنزیم در درمان بیماران مبتلا به لوسمی لنفوبلاستیک حاد، ملانوسارکوما و لنفوما استفاده می‌شود و در تولید مواد غذایی بدون آکریل‌آمید کاربرد دارد. *یارروویا لیپولیتیکا* سویهٔ DSM ۳۲۸۶ با ایجاد بیشترین قطر هاله و تولید بیشترین مقدار آنزیم آسپاراژیناز بهترین سویهٔ تولیدکنندهٔ آسپاراژیناز انتخاب شد. امکان استفاده از مخمر یارروویا لیپولیتیکا به‌شکل منبع بالقوه‌ای از ال- آسپاراژیناز وجود دارد. آسپاراژیناز با ازبین‌بردن آکریل‌آمیدی که در اثر حرارت زیاد از آسپاراژین موجود در غذاهای نشاسته‌دار ایجاد می‌شود خطر ابتلا به سرطان را کاهش می‌دهد. آکریل‌آمید ترکیب بالقوه سرطان‌زایی است که چنانچه وارد بدن شود تجزیه می‌شود و گلاسیدآمید تولید می‌کند. گلاسیدآمید سبب ایجاد جهش در DNA سلول و بروز سرطان می‌شود. هنگامی که غذاهای نشاسته‌دار مانند غلات، سیب‌زمینی، نان، ذرت و پاستا در دمای بیشتر از ۱۲۰ درجهٔ سانتی‌گراد قرار گیرند و یا گریل شوند از آسپاراژین موجود در آنها آکریل‌آمید به وجود می‌آید؛ در نتیجه، استفاده از ال- آسپاراژیناز در صنایع غذایی و تولید مواد غذایی بدون آکریل‌آمید مفید خواهد بود . پژوهشگران در سال ۱۹۵۳ نشان دادند سرم خوکچهٔ هندی دارای ویژگی ضدتوموری است . و سپس دریافتند ویژگی ضدتوموری سرم خوکچهٔ هندی ناشی از آنزیم آسپاراژیناز است . در پژوهش‌های بعدی مشخص شد آنزیم آسپاراژیناز خالص‌شده از باکتری *اشریشیا کلی* مشابه سرم خوکچهٔ هندی دارای فعالیت ضدتوموری است. ایمادا و همکاران در سال ۱۹۷۳ ریزموجودات بسیاری را ازنظر وجود آنزیم آسپاراژیناز و گلوتامیناز بررسی کردند و وجود هر دو آنزیم را در تعدادی

از باکتری‌ها، قارچ‌ها و مخمرها نشان دادند . گسترش روزافزون سرطان و مطالعات وسیعی که در این زمینه انجام‌شده است، علاوه بر عوامل ژنتیکی و محیطی، عوامل اپی ژنتیکی نیز به‌عنوان یکی از عوامل دخیل مهم در بروز سرطان مطرح‌شده است. تغییرات روی کروماتین از جمله استیلاسیون هیستون از مهم‌ترین این فرایندها است که توسط هیستون استیل ترانسفرازها (HATs)انجام می‌شود HAT .ها گروهی از آنزیم‌ها هستند که وظیفه‌ی انتقال گروه استیل را روی آمینواسید لایزین هیستون‌ها و پروتئین‌های دیگر بر عهده‌دارند. این آنزیم‌ها براساس دمین کاتالیتیکی به گروه‌های مختلفی تقسیم می‌شوند که ازجمله‌ی آن‌ها می‌توان به خانواده‌های GNAT، MYST، P۳۰۰/CBP، SRC/P۱۶۰و ... اشاره کرد. استیلاسیون تأثیر مهمی را روی دینامیک و ساختار کروماتین دارد و اکثراً باعث افزایش بیان ژن می‌شود.

پژوهشگران با بررسی سیر ابتلاء به این سرطان، موفق به شناسایی پروتئینی مخرب شده‌اند که در دی ان ای سلول‌ها جا خوش می‌کند و سپس آنزیم‌هایی این پروتئین را به آر ان ای منتقل کرده و آنها را تکثیر می‌کنند. در این روند یک آنزیم خاص به نام ۳METTL نقش مؤثری دارد که مقابله با آن به مداوای سرطان خون کمک می‌کند.

محققان دانشگاه کمبریج مولکولی به نام ۲۴۵۷STM را شناسایی کرده‌اند که می‌تواند ۳METTL را مهار کند. در صورت اثبات کارایی این روش امکان مداوای انواع دیگر سرطان که این آنزیم عامل ایجاد آنهاست نیز وجود دارد.

از دلایل اصلی ایجاد سرطان جهش‌های ایجاد شده در تیروزین کینازها و در نتیجه‌عملکرد نادرست آنها در سیستم انتقال پیام درون سلولی می‌باشد و پیگیری رفع اختلالات پیام‌رسانی بوجود آمده در تیروزین‌کینازها در ضمن فعالیت‌هایی همچون تکثیر و تزاید سلولی سبب پیدایش فرضیه‌هایی شد که استفاده از مهارکننده‌های تیروزین‌کیناز را برای مقاصد ضدسرطانی توجیه می‌کرد و به‌همین دلیل توسعه و تولید مهارکننده‌های تیروزین‌کیناز بحث داغ محافل تحقیقات دارویی جهت تولید داروهای ضد سرطان شد. درمان‌های متکی بر سلولهای هدف روشهای جدید درمانی را برای سلولهای سرطانی پیشنهاد می‌دهند که بتوانند اشکالات در ارتباط با شیمی‌درمانی را از بین ببرند. تلاش برای طراحی مهار کننده یک هدف کینازی جدید اغلب توسط غربالگری آرشیو پروژه‌هایی که قبلا انجام شده است،صورت می‌گیرد. البته مشاهدات کلینیکی و آزمایشگاهی نشان دهنده این موضوع هستند که سلول‌های سرطانی پس از مدتی که تحت درمان با مهارکننده‌ها قرار گرفته‌اند دچار تغییرات ژنتیکی اکتسابی شده که نتیجه‌اش ایجاد مقاومت دارویی در برابر مهارکننده‌ها می‌باشد. در سال های اخیر نانوحامل ها، با اثر گذاری بر سمیت سیستمیک داروهای سرطان، تحول شگرفی را در درمان بسیاری از بیماری ها به وجود آورده اند که از آن میان لیپوزوم ها از اهمیت ویژه ای برخوردار هستند. نانولیپوزوم ها ساختارهای کلوییدی متشکل از یک غشای دو لایه کروی از مولکولهای چربی کاملا بسته هستند که امروزه به عنوان حامل های رسانش دارو، ژن و... مورد استفاده قرار می گیرند. توانایی این نانوساختارها در کپسوله نمودن مقدار زیاد دارو، به حداقل رساندن عوارض جانبی ناخواسته، اثربخشی بالا و سمیت پایین توانسته علاقه محققین را به آن جلب کند و نانولیپوزوم ها را به عنوان ابزاری مفید در

داروسانی هدفمند به دنیای علم و فناوری معرفی کند. محققان دانشگاه کالیفرنیا واقع در آمریکا توانستند روش‌های کنترل یک آنزیم حیاتی برای مقابله با سرطان و عفونت‌های ویروسی را شناسایی کنند. این آنزیم کلیدی که APOBEC ۳ Aنام دارد، بخشی از سیستم ایمنی درونی است و تغییرات ژنتیکی عامل ابتلا به مجموعه‌ای از سرطان‌ها را کنترل می‌کند. همچنین با ایجاد جهش‌های ژنتیکی مانع تولید مثل ویروس‌ها شده و از سلول‌های بدن در برابر عفونت‌های ویروسی محافظت می‌کند.

این آنزیم قادر است به طور مستقیم به ژنوم سلول‌های سرطانی حمله کرده و در آن جهش ژنتیکی ایجاد کند، اما ممکن است برخی از این جهش‌های ژنتیکی موجب افزایش جهش‌های دی ان ای و در نهایت گسترش و مقاومت دارویی سرطان شوند.

اکنون محققان با بررسی نحوه تحریک واکنش ایمنی بدن در برابر ویروس‌ها و سرطان و چگونگی فعال شدن آنزیمAPOBEC ۳ Aدر نتیجه واکنش ایمنی، توانستند راهکارهایی را برای کنترل این آنزیم و نحوه اثرگذاری آن بر جهش‌های ژنتیکی بیابند .

گام بعدی محققان، یافتن انواع خاصی از جهش‌های ژنتیکی است که پیش از این در ویروس‌هایی مانند-SARS-CoV ۲ شناسایی شده و نتیجه فعالیت آنزیم ۳APOBEC Aهستند.

به اعتقاد محققان نتایج این تحقیقات راه را برای توسعه روش‌های درمانی جدید به منظور درمان سرطان و تولید داروهای ضدویروسی جدید هموار می‌کند.

با وجود این لازم است تحقیقات بیشتری برای شناسایی روش‌های جلوگیری از جهش‌های دی ان ای در اثر فعالیت این آنزیم انجام پذیرد.

آنزیم های خاص و گیرنده های فاکتور رشدی که در تکثیر سلولی

بعضی از داروها، آنزیم های خاص و گیرنده های فاکتور رشدی که در تکثیر سلولی نقش دارند را بلاک (مسدود) می کنند. گاهی به این داروها "مهارکننده های انتقال سیگنال" گفته می شود.

ایماتینیب مزیلیت : (®Imatinib mesylate/Gleevec) برای تومورهای استرومال سیستم گوارشی (سرطانی نادر در دستگاه گوارشی)، بعضی ازانواع لوکمی (سرطان خون)، درماتوفیبروسارکومای پروتوبرانس، اختلالات میلودیسپلاستیک/میلوپرولیفراتیو و ماستوسیتوزیز سیستمیک. این دارو، تعدادزیادی از پروتئین ها به نام آنزیم های تیروزین کیناز که در انتقال پیام هانقش دارند را هدف قرار می دهد. این آنزیم ها در بعضی از سرطان ها بیش ازحد فعال هستند و باعث رشد غیر قابل کنترل سلول ها می شوند. این دارو به صورت ریز مولکول است، یعنی می توانند از غشا عبور کنند و به اهدافی که درون سلول قرار دارند برسند.

داساتینیب : (®Dasatinib/Sprycel) برای CML یا لوکمی لنفوبلاستیک حاد. دارو مهارکنندهٔ بسیاری از آنزیم های تیروزین کیناز است که به صورت ریزمولکول است.

نیلوتینیب : (®Nilotinib, Tasigna) برای .CML این دارو به صورت ریز مولکول و مهارکنندهٔ تیروزین کیناز است.

تراستوزوماب :(®Trastuzumab/Herceptin) برای بعضی از انواع سرطان پستان وبعضی از آدنوکارسینوماهای معده و آدنوکارسینوماهای محل اتصال مری به معده .(GE Junction)دارو به صورت آنتی بادی تک کلنی (منوکلنال) است که به فاکتورهای گیرندۀ رشد اپی درم انسانی (HER-۲) متصل می شود. در بعضی انواع سرطان پستان و گروهی از سرطان های دیگر، HER-۲، گیرنده ای با فعالیت تیروزین کیناز سطح بالایی در خون دارد. مکانیسم فعالیت تراستوزوماب به خوبی مشخص نیست ولی به نظر می رسد که از فرستادن پیام های رشد و تکثیرسلولی توسط HER-۲ممانعت می کند. هم چنین گمان می شود که تراستوزوماب،سیستم ایمنی را تحریک کند تا به سلول هایی که میزان HER-۲ را بالا می برند، حمله کند.

پِرتوزوماب: (™Pertuzumab/Perjeta) میتوان از آن به همراه تراستوزوماب و دوسِتاکسل (Docetaxel) برای سرطان های پستانِ متاستاتیکی که HER-۲ تولید می کنند و/یا با شیمی درمانی یا درمان مستقیم بهبود نیافته اند، استفاده کرد. پرتوزوماب یک آنتی بادی منوکلنال است که به HER-۲ متصل می شود. دارو از فرستادن محرک رشد توسط HER-۲ جلوگیری می کند و سیستم ایمنی را برای تهاجم به سلول هایی که HER-۲ تولیدمی کنند، تحریک می کند.

لاپاتینیب : (®Lapatinib/Tykerb) برای بعضی از انواع سرطان های پیشرفته یامتاستاتیک پستان. این داروی ریز مولکول، فعالیت آنزیم های تیروزین کیناززیادی از جمله HER-۲ را مهار می کند. لاپاتینیب مانع انتقال پیام های HER-۲ برای فعال سازی رشد سلول می شود.

جفتینیب: (® Geftinib/Iressa) برای نوع پیشرفتهٔ سرطان سلول های غیر کوچک ریه (Non Small Cell LungCancer/NSCLC) ، این داروهای ریز مولکول برای بیمارانی استفاده می شود که قبلاً نتیجهٔ مثبتی از آن گرفته اند. این ریز مولکول ها فعالیت تیروزین کیناز EGFR را مهار می کنند.

اِرلوتینیب : (® Erlotinib/Tarceva) برای سرطان سلول های غیر کوچک ریه وسرطان های متاستاتیک یا غیر قابل جراحی پانکراس. این ریز مولکول ها فعالیت تیروزین کیناز EGFR را مهار می کنند.

ستوگزیماب: (® Cetuximab/Erbitux) آنتی بادی منوکلنالی که برای سرطان سلول های سنگفرشی سر و گردن (Squamous cellcarcinoma of the head and neck)یا سرطان کولورکتال استفاده می شود. این دارو به قسمت خارجی EGFRمتصل می شود و از فعال شدن گیرنده در مقابل سیگنال های رشد جلوگیری می کند، که از انتقال پیام و سیگنال جلوگیری می شود و در نتیجه باعث می شودتا سلول های سرطانی رشد و تکثیر بیشتری نداشته باشند.

پنیتوموماب : (Panitumumab/Vestibix®) برای سرطان های متاستاتیک کولون.این آنتی بادی منوکلنال به EGFR متصل می شود و از انتقال سیگنال ها و پیام های رشد جلوگیری می کند.

تسمیرولایموس: (Tesmirolimus/Torisel®) برای سرطان کلیه (Renal Cell Carcinoma/RCC).این داروهای ریز مولکول،مهار کننده های خاصی از گروه سِرین/تیروزین کیناز) به نام mTOR ها (هستند mTOR.ها در سلول های تومورال فعال هستند و رشد و تکثیر سلول های آنها راتحریک می کنند.

اورولیموس :(everolimus/afimtor ®)برای درمان بیمارانی با سرطان کلیه پیشرفته که بیماریشان بعد از انجام سایر درمان ها باز هم پیشرفت کرده است،بیمارانی با آستروسالتیمومای ساب اپاندیمال سلول های غول آسا که در بروز اسکلروسیز نقش دارند و نمی توانند تحت جراحی قرار بگیرند، بیمارانی با سرطان پستان پیشرفته، یا بیمارانی با تومورهای نورواندوکرین پانکراس که نمی توان با جراحی آن را برداشت یا پیشرفته اند یا متاستاز داده است. این داروهای ریزمولکول به پروتئینی به نام ایمیونوفیلین اف کی (Immunophilin Fk) متصل می شود و ترکیبی ایجاد می کنند که mTor کیناز ها را مهار می کند.

واندناتیب:(vandenatib/caprelsa ®)برای درمان بیمارانی که دچار سرطان مدولاری تیروئید متاستاتیک هستند ه قابل جراحی نباشند، این داروهای ریز مولکول به تعدادی آنزیم های تیروزین کیناز ازجملهEGFR ،VEGF، RETمتصل می شود و از انتقال پیام رشد آن جلوگیری می کنند.

ومورافنیب :(vemurafenib/zelboraf ®) برای درمان بیمارانی با ملانومایمتاستاتیک غیر قابل جراحی، این داروی ریز مولکول مانع فعالیت آنزیم تیروینکنیاز BRAF تغییر یافته می شود.

کریزوتینیب :(crizotinib/salkori ®)برایدرمان بعضی بیماران با سرطان سلول های غیرکوچک ریه(متاستاتیک یاپیشرفته). این داروی ریز مولکول اتصال تیروزین کنیاز به پروتئینی EML٤-ALK را مهار می کند و در نتیجه باعث کاهش رشد،انتقال و تهاجم سلول هایتومورال می شود.

بعضی دیگر از داروهای هدفمند عملکرد پروتئین هایی که بیان ژن و سایر عملکردهای سلول را تنظیم می کنند را تحت کنترل درمی آورد.

وورینوستات :(vorinostat/zolinza ®)برای درمان لنفوم T-cell جلدی(CTCL) که مقاوم هستند یا پیشرفت کرده اند یا هنگام و بعد از سایر درمان ها عودکرده اند. این داروهای ریزمولکول فعالیت گروهی از آنزیم ها به نام هیستوندی استیلاز (HDAC) را مهار می کنند HDAC .ها گروه های شیمیایی کوچکی بهنام گروه استیل را از پروتئین های مختلفی از جمله پروتئینی که بیان ژن راکنترل می کند جدا می کند. مهارکننده های HDAC می توانند تمایز، توقف چرخهسلولی و مرگ سلولی را افزایش دهد.

رومیدپسین :(romidepsin/istodax ®)برای CTCLدر افرادی که حداقل یک بار درمان سیستمیک داشته اند. این داروی ریزمولکول گروهی از HDAC ها را مهار می کندو مرگ سلولی را افزایش می دهد.

بکساروتن : (bexaroten/targretin ®)برای .CTCL این داروبه طبقه ای که موادبه نام رتینوئید تعلق دارد که از نظر شیمیایی مربوط به ویتامین A هستند.بکساروتن به صورت انتخابی به گیرندههای رتینوئید -xمتصل می شود و وقتیفعال می شود این پروتئین های هسته ای همراه با گیرنده های رتینوئید اسیدفعالیت می کند تا بیان ژن را که رشد، تمایز، بقا و مرگ سلولی را شامل میشود، تحت کنترل خود درآورد.

بعضی از داروهای هدفمند سلول های سرطانی را را وادار به آپوپتوز (خودکشی سلولی) می کنند.

بورتزومیب :(®Bortezomib/Velcade) برای مالتیپل میلوما و لنفوم سلول های منتل. بورتزومیب می تواند با دخالت درفعالیت ساختار بزرگی از سلول به نام پروتئازوم، که پروتئین های زیادی راتحت کنترل دارد، باعث مرگ سلول سرطانی شود. داروهایی که این فرآیند رامتوقف می کنند، مهار کننده های پروتئازوم نامیده می شوند. مهار کننده های پروتئازوم کمی هم سلول های سالم را تحت تأثیر قرار می دهند.

کارفیلزومیب : (™Carlfilzomib/Kyprolis) برای درمان مالتیپل میلومایی که حتی بعد از استفاده از بورتزومیب پیشرفت کرده است. کارفیلزومیب یک مهارکنندهٔ پروتئازوم است.

پرالاترکسات : (®Pralatrexate/Folotyn) برای لنفوم سلول های تی محیطی . (Peripheral T-Cell lymphoma)پرالاترکسات یک آنتی فولات است، که نوعی مولکول است که در سنتز DNA دخالت می کند. سایر آنتی فولات ها مانند متوترکسات (Methotrexate) به عنوان یک داروی هدفمند استفاده نمی شوند چون در سنتز DNA تمام سلول های درحال تقسیم دخالت دارد. پرالاترکسات در سلول هایی که RFC-۱ ، پروتئینی که بیش از حد در بعضی سلولهای سرطانی ترشح می شود، تجمع پیدا می کند.

بعضی از داروهای هدفمند مانع ایجاد و گسترش عروق خونی به تومور)آنژیوژنز (/Angiogenesisمی شوند. تومور ها برای رشد و افزایش اندازه باید به

میزان کافی خون، اکسیژن و مواد غذایی دریافت کنند. داروهایی که آنژیوژنزرا متوقف می کنند می توانند مانع رشد تومور شوند.

·بواسیزوماب :(® Bevasizumab/Avastin) آنتی بادی تک کلنی برای گلیوبلاستوما استفاده می شود. دارو هم چنین می تواند در درمان بیمارانی با سرطان ریه سلول های غیر کوچک (NSCLC) ، سرطان متاستاتیک کولورکتال و سرطان متاستاتیک کلیه مؤثر باشد.
بواسیزوماب به VEGF متصل می شود و از واکنش آن با گیرنده های روی سلول های اندوتلیال ممانعت می کند، قسمتی که در ساخت و تولید عروقی خونی جدید تومورال بسیارمهم است.

زیو-آفلیبِرسِپت : (®Ziv- aflibercept/Zaltrap) پروتئینی که در درمان بیماران مبتلا به سرطان متاستاتیک کولورکتال استفاده می شود. زیو-آفلیبِرسِپت شامل دو قسمت مختلف از گیرنده های VEGF است که به قسمتی از یک پروتئین ایمنی متصل می شود. زیو-آفلیبِرسِپت با اتصال به VEGF ازواکنش آن با سلول های اندوتلیال جلوگیری می کند، این دارو با اختلال درتولید و گسترش عروق خونی جدید مانع گسترش سرطان می شود.

سورافِنیب :(®Sorafenib/Nexavar) ریز مولکولی که مهار کنندهٔ تیروزین کیناز است و در سرطان های پیشرفتهٔ کلیه Renal cell carcinoma) (Hepatocellular carcinoma&از آن استفاده می شود. یکی از کینازهایی که سورافنیب مهار می کند در انتقال پیام های VEGF نقش دارد، در نتیجهٔ آن ایجادیک

رگ خونی جدید متوقف می شود. هم چنین سورافنیب از فعالیت آنزیمی که در رشد و تقسیم سلول نقش دارد ممانعت می کند.

سانیتینیب : (Sunitinib/Sutent®) مهارکننده های تیروزین کینازِ ریز مولکول دیگری که برای بعضی از بیماران مبتلا به سرطان متاستاتیک کلیه) از نوع Renal cell carcinoma)، تومورهای استرومال دستگاه گوارشی که به ایماتینیب جواب نداده است و تومورهای نورواندوکرین پانکراس که غیر قابل جراحی یا پیشرفته یا متاستاتیک هستند.

پازوپانیب : (Pazopanib/Votrient®) برای سرطان پیشرفتهٔ کلیه) از نوع(RCC و سارکوم پیشرفتهٔ بافت نرم. پازوپانیب دارویی ریز مولکول و مهار کنندهٔتیروزین کینازهای متعددی از جمکه گیرندهٔVEGF ، c-KITو گیرندهٔ فاکتورهای رشد می باشد.

رگورافنیب : (Regorafenib/Stivarga®) برای بعضی از سرطان های متاستاتیک کولورکتال. رکورافنیب دارویی ریز مولکول است که مهار کنندهٔ تیروزین کیناز های دخیل در آنژیوژنز و رشد سلول های تومورال از جمله گیرنده هایVEGF ، گیرندهٔ آنژیوپویتین-۱ (Angiopoietin-۱receptor/TIE۲) و PDFGR, RET, c-KIT, RAFمی باشد.

گروهی از داروهای هدفمند به سیستم ایمنی کمک می کنند تا سلول های تومورال را نابود کنند.

ریتوکسیماب : (Rituximab/Rituxan®) آنتی بادی منوکلنالی برای بعضی ازانواع لنفوم های غیر هوچکین سلول های B و در صورت ترکیب با داروهایی دیگربرای لوکمی لنفوسایتیک مزمن (CLL) استفاده می شود. دارو، مولکولی به نام CD۲۰ را که در سلول های B یافت می شود را می شناسد. وقتی ریتوگزیماب به این سلول ها متصل می شود، پاسخی ایمنی را فعال می کند که منجر به تخریب آنها می شود. هم چنین ریتوگزیماب می تواند سلول های B را وادار به آپوپتوز(خودکشی سلولی) کند.

آلِمتوزوماب : (Alemtuzumab/Campath®) برای لوکمی لنفوسایتیک مزمن (CLL)از نوع سلول .B یک آنتی بادی منوکلنال که مستقیماً بر ضد – CD۵۲ پروتئینی که در سطح سلول های سالم و بدخیمT و B وبعضی دیگر از سلول های سیستم ایمنی قرار دارد – فعالیت می کند. اتصال آلمتوزوماب به CD۵۲ پاسخی ایمنی را فعال می کند که باعث نابودسازی سلول ها می شود.

اوفاتوموماب : (Ofatumumab/Arzerra®) برای درمان CLL ای که به فلودارابین و آلمتوزوماب پاسخ نداده است. این آنتی بادی منوکلنال بر ضد آنتی ژن های سطحی CD۲۰سلول های B فعالیت می کنند.

ایپیلیموماب :(Ipilimumab/Yervoy™) برای ملانومای متاستاتیک یا غیرقابل جراحی. این آنتی بادی منوکلنال بر ضد آنتی ژن-۴ همراه با لنفوسیت T سایتوتوکسیک (CTLA-٤) ، که در سطح سلول های فعال Tبیان می شوند، فعالیت می کند.

گروه دیگری از داروهای هدفمند شامل آنتی بادی های منوکلنال است که مولکول های سمی را فقط به سلول های سرطانی می رسانند.

توسیتوموماب و توسیتوموماب۱۳۱-I۱۳۱ (Tositumumab & I ۱۳۱-Tositumumab):برای درمان لنفوم غیر هوچکین سلول های .B دارو، ترکیبی از آنتی بادی های منوکلنالی هست که CD۲۰ را شناسایی می کنند. بعضی از آنتی بادی های این ترکیب به مادۀ رادیواکتیوی به نام ید-۱۳۱ متصل هستند. توستیموماب-۱۳۱ Iانرژی رادیواکتیو را منحصراً به سلول های B بیان کنندۀ CD۲۰ انتقال می دهد، در نتیجه آسیب های جانبی سلول های سالم کاهش می یابد. به علاوه اتصال توسیتوموماب به سلول های B بیان کنندۀ CD۲۰ باعث تحریک سیستم ایمنی برای تخریب این سلول ها می شود.

ایبریتوموماب تیوکستان:(Ibritumumab tiuxetan / Zevalin®) برای بعضی از لنفوم های غیرهوچکین سلول های .B دارو یک آنتی بادی منوکلنال است. نوع نشان دار شدۀ زِوالین دز زیادی رادیواکتیویته را به سلول های بیان کنندۀ CD۲۰ منتقل می کند.

دِنیلوکین دیفتیتوکس :(Denileukin diftitox/Ontak®) برای) CTCL لنفوم-T cellجلدی .(دِنیلوکین دیفتیتوکس دارای اینترلوکین-۲ (IL-۲) ، پروتئینی که با توکسین دیفتری ادغام می شود، است. دارو به سطح گیرنده های - IL-۲ که دربعضی از سلول های ایمنی و سرطانی یافت می شود، متصل می شود و خاصیت سایتوتوکسیک توکسین دیفتری را به این سلول ها منتقل می کند.

برِنتوکسیماب وِدوتین:(Brentixumab vedotin/Adcetris™) برای درمان لنفوم سیستمیک آناپلاستیک سلول های بزرگ و لنفوم هوچکینی که به شیمی درمانی

اولیه جواب نداده اند. این دارو شامل آنتی بادی های منوکلنال است که بر ضد مولکول هایی به نام CD۳۰ ، که در بعضی سلول های لنفوم می شود،عمل می کنند.

واکسن های سرطان و ژن تراپی هم چون در رشد بعضی سلول های سرطانی اختلال ایجاد می کنند تا حدی جزء داروهای هدفمند حساب می شوند. محققانی از یونان نشان دادند که می‌توان از نانولوله‌های کربنی چندجداره (CNTs) به عنوان حامل PTEN(فسفاتاز و هومولوگ تنشین حذف شده در کروموزوم ۱۰) استفاده کرد. این ساختار برای سرکوب سلول‌های سرطان پستان قابل استفاده است.

PTENیک پروتئین سرکوبگر تومور با کاربردهای درمانی بالقوه در درمان سرطان است. این تحقیق با هدف بررسی اثربخشی نانولوله‌های کربنی چندجداره به عنوان سیستم رهایش برای انواع PTEN و ارزیابی تأثیر آن‌ها در مهار رشد سرطان و القای آپوپتوز انجام شده است.

کاهش میزان PTEN در سرطان‌های مختلف شایع است و منجر به رشد و بقای سلول‌های خارج از کنترل می‌شود. درک عملکرد PTEN و کاوش در سیستم‌های تحویل جدید برای روش‌های درمانی مبتنی بر PTEN برای توسعه درمان‌های مؤثر سرطان بسیار مهم است. مطالعات قبلی اهمیت دامنه C ۲ را در منطقه C ترمینال PTENبرای فعالیت‌های سرکوب‌کننده تومور را نشان داده بود.

برای تسهیل تحویل انواع PTEN به سلول‌های سرطان پستان، پروتئین‌های خالص شده بر روی سطح نانولوله‌های کربنی چندجداره تثبیت شدند. نانولوله‌های کربنی چندجداره برای سطح بزرگ، اندازه کوچک و توانایی نفوذ به غشای لیپیدی انتخاب

شدند. قبل از تثبیت پروتئین، نانولوله‌های کربنی چندجداره با پلی اتیلن گلیکول (PEG)تزئین شده بودند تا زیست‌سازگاری و آبگریز را تقویت کنند.

این سیستم دارویی روی سلول‌ها در محیط کشت مورد بررسی قرار گرفت. بررسی نتایج با استفاده از نرم افزار مناسب انجام شد. این مطالعه نشان داد که واریانت PTENبا طول کامل HPTEN) ۱ (که روی نانولوله‌های کربنی چندجداره قرار داده شده‌اند، به طور قابل توجهی رشد سلول‌های سرطانی، به ویژه سلول‌های-ZR ۱-۷۵ و-MCF ۷ را مهار می‌کنند. این نتایج تایید می‌کند که PTEN روی نانولوله‌های کربنی چندجداره اثرات سرکوبگرانه قدرتمندی روی تومور سرطانی دارد. درمان با-PTEN CNTبا طول کامل، رشد سلول‌های سرطانی را مهار کرده و آپوپتوز را در سلول‌های سرطان پستان تحریک می‌کند. این مطالعه اهمیت PTEN در تعدیل مسیرهای آپوپتوز و تنظیم بقای سلول را نشان می‌دهد و بر پتانسیل آن به عنوان یک هدف درمانی در درمان سرطان تأکید می‌کند.

متهم اصلی ابتلا به سرطان

با کاهش تعداد سلول های متاستاتیک، آن ها حدود ۹۰ درصد از مرگ های مرتبط با سرطان را تشکیل می دهد. فرآیند ایجاد متاستاز یک فرآیند چند عاملی است. سلول های سرطانی از تومور اولیه از موانع متعددی مانند عبور از رگ های خونی، زنده ماندن در گردش خون سیستمیک و تکثیر در موقعیت های خارجی از سلول های منفرد یا گروه های سلولی کوچک عبور می کنند. تغییرات مولکولی مختلفی برای تطبیق پذیری سلول های سرطانی با متاستاز مورد نیاز است. مطالعات اخیر در مورد مکانیسم متاستاز بر شناسایی محرک های متاستاتیک اولیه در تومورهای اولیه متمرکز است. انتشار متاستاتیک یک اتفاق اولیه در پیشرفت سرطان است. در آدنوکارسینوم پانکراس (PDA) یک ویژگی تشخیص داده نشده وجود دارد و این کمبود به این دلیل اتفاق می افتد که ضایعات متاستاتیک در مقایسه با تومورهای اولیه دارای جهش‌های محرک اضافی نیستند. محققان در یک مطالعه جدید با هدف شناسایی مکانیسم های تطبیقی سلول های سرطانی متاستاتیک و تأثیر آنها بر ریزمحیط متاستاتیک آزمایش هایی را انجام دادند. پژوهشگران آر ان ای را روی تومورهای اولیه و متاستاتیک سرطان پستان و آدنوکارسینوم پانکراس را مورد آزمایش قرار دادند. هدف پژوهشگران شناسایی ژن هایی بود که مزیت رشد سه بعدی را در سلول های متاستاتیک ایجاد می کنند. دانشمندان کشف کردند که Gstt۱، ژنی که گلوتاتیون اس ترانسفراز را کد می کند، به طور منحصر به فردی در متاستاز بیان می شود. این ژن در تشکیل سلول های میکرومتاستاتیک مورد نیاز است در حالی که برای رشد تومور اولیه غیرقابل استفاده باقی می ماند. پیش از این کشف، این ژن هیچ نقش شناخته شده ای در سرطان نداشت. در این تومورهای

متاستاتیک، ژن Gstt۱ الگوهای بیان ناهمگن را نشان می دهد. سلول های دارای Gstt۱ بالا در انتشار متاستازها عمل می کنند.

محققان با بررسی مکانیسمی که Gstt۱از طریق آن عمل می کند، کشف کردند:این ژن مستقیماً ویژگی های درون سلولی فیبرونکتین را تغییر می دهد. این اصلاح باعث افزایش ترشح فیبرونکتین از سلول های تومور و رسوب آن در سلول ها می شود. ترشح و رسوب فیبرونکتین در روند حفظ رشد متاستاتیک بسیار مهم است. تومورهای متاستاتیک مانند آدنوکارسینوم پانکراس پیش آگهی بالینی و نرخ بقای ضعیفی را نشان می دهند. این ویژگی های ضعیف به دلیل انتشار متاستاتیک در پیشرفت سرطان اولیه است. قبل از این مطالعه، مداخلات درمانی با هدف قرار دادن مکانیسم های دقیق گسترش تومور به دلیل وجود متاستازهای غیرقابل تشخیص از نظر بالینی ناموفق بودند. این یافته ها می تواند به بهبود پیش آگهی سرطان کمک کرده و درک مکانیسم های دقیق انتشار متاستاتیک در توسعه درمان هدفمند حیاتی را موجب شوند. در تقسیم سلولی، برای ساختن سلول‌های جدید باید سلول‌های موجود تقسیم شوند. این یک فرایند پیوسته، مکرر و همیشگی است که از لقاح شروع می‌شود و با مرگ سلول‌ها به پایان می‌رسد. حدود ۳۷ تریلیون سلول در بافت‌ها و اندام‌های بدن انسان وجود دارد که هر کدام از آن‌ها از یک سلول که به دو قسمت تقسیم می‌شود، سرچشمه می‌گیرند. هنگامی‌که تقسیم سلولی اشتباه پیش می‌رود، می‌تواند منجر به ایجاد سلول‌های جدید با تعداد غیرطبیعی کروموزوم‌ها شود، پدیده‌ای که با نام آنپلوئیدی تعریف شده است. همچنین فرآیندی که خطاهای تفکیک کروموزومی در آن رخ می‌دهد به عنوان ناپایداری کروموزومی (CIN) شناخته می‌شود. در برخی موارد، به عنوان مثال یک جنین در حال رشد، این

خطا می‌تواند باعث سقط جنین خود به خودی شود و در موارد دیگر، می‌تواند به بیماری‌های انسانی مانند سرطان و سندرم‌های ناپایداری کروموزومی کمک کند. سندرم‌های ناپایداری کروموزومی گروهی از اختلالات ارثی هستند که به دلیل پروتئین‌های ناقص یا آنزیم‌هایی که منجر به شکستگی کروموزومی یا بی‌ثباتی کروموزومی به صورت خود به خود یا در پاسخ به عوامل آسیب رسان DNA است، ایجاد می‌شوند. در مجموع آنوپلوئیدی و CIN از نشانه‌های تومورها، به خصوص تومورهای تهاجمی هستند. محققان تقسیم سلولی را مطالعه می‌کنند تا دریابند چگونه تفکیک کروموزومی بدون اشتباه هر بار که یک سلول تقسیم می‌شود، رخ می‌دهد. تفکیک کروموزومی پایدار وابسته به اتصال صحیح کروموزوم‌ها به دوک تقسیم میتوزی است، ماشین مولکولی که کروموزوم‌ها را به طرفین مخالف یک سلول می‌کشد.

میکروتوبول‌ها نقش اول در تقسیم سلولی

میکروتوبول‌ها باید به اندازه کافی برای حرکت و تراز کردن کروموزوم‌ها پایدار بمانند، اما همچنین باید به اندازه کافی پویا باشند تا قبل از جدا شدن کروموزوم‌ها، امکان تصحیح اتصالات اشتباه را فراهم کنند. دینامیک میکروتوبول‌ها و چگونگی تنظیم دقیق آن‌ها برای درک چگونگی تقسیم سلول‌ها اساسی است. اهمیت آن‌ها با شناسایی ترکیبات آن‌ها در اوایل دهه ۱۹۷۰ ایجاد شد و تا به امروز هم در شیمی درمانی استفاده می‌شوند بدین صورت که با تثبیت مستقیم میکروتوبول‌ها، باعث خود تخریبی سلول‌های سرطانی می‌شوند. به گفته پروفسور ایزابل ورنوز، مدیر یک گروه تحقیقاتی در مرکز تنظیم ژنومی زیست شناسی سلولی، چگونگی تنظیم دینامیک میکروتوبول‌ها در طول تقسیم سلولی در سرطان هنوز به طور کامل درک نشده است

و می‌تواند مکانیسم‌های جدیدی را در جهت درمان نشان دهد. آخرین مطالعه او که هفته گذشته در مجله نیچر منتشر شد، اهداف درمانی بالقوه جدید و پایداری را در سرطان نشان می‌دهد.

TTLL۱۱

میکروتوبول‌ها، دست خوش تغییرات گوناگونی در انواع سلول‌ها و بافت‌های مختلف می‌شوند که عملکردهای خاص آن‌ها را به خوبی مشخص می‌کند. در این مطالعه، تیم پروفسور ورنوز آنزیمی را با نام توبولین تیروزین لیگاز شبه ۱۱ شناسایی کردند که با نام TTLL۱۱ نیز شناخته می‌شود، آنزیمی که به طور خاص میکروتوبول‌های دوک تقسیم را با افزودن زنجیره‌های گلوتامات به سطح میکروتوبول اصلاح می‌کند. این فرآیند با نام پلی گلوتامیلاسیون شناخته می‌شود. آن‌ها دریافتند که پلی گلوتامیلاسیون میکروتوبولی، پویایی و پایداری میکروتوبول‌های دوکی را مشخص می‌کند، که به نوبه خود تفکیک پایدار کروموزوم‌ها را تضمین می‌کند. تصویربرداری تایم لپس نشان داد که بدون TTLL۱۱، سلول‌ها و جنین‌های موشی با احتمال بیشتری دچار خطاهای تفکیک کروموزومی می‌شوند. هنگامی‌که محققان سطح TTLL۱۱ در سرطان را در مقایسه با بافت سالم با استفاده از داده های اطلس ژنوم سرطان، (یک پایگاه داده عمومی که شامل ویژگی‌های مولکولی بیش از ۲۰ هزار سرطان اولیه منطبق با نمونه‌های طبیعی ۳۳ نوع سرطان است) مورد بررسی قرار دادند، دریافتند که TTLL۱۱ به طور قابل توجهی در هر یک از این تومورها در مقایسه با بافت طبیعی مربوطه کاهش یافته است. دکتر ورنوز می‌گوید:" ما دریافتیم که سطوح پایین TTLL۱۱ به شدت مختص سرطان است. این هیجان انگیز است زیرا لایه دیگری از

چگونگی تنظیم میکروتوبول‌ها در طول تقسیم سلولی در سرطان را نشان می‌دهد. داروهایی که با دینامیک میکروتوبول‌ها تداخل دارند، یکی از موفق ترین درمان‌های خط اول سرطان هستند. اگر مشخص شود که این یک هدف درمانی مناسب است، یافته‌های ما راه را برای ایجاد نسل جدیدی از داروها که دقیق تر و موثرتر از درمان‌های مرسوم هستند، هموار می‌کند." نویسندگان این مطالعه همچنین توضیح دادند که چرا سطوح پایین TTLL۱۱ بر تقسیم سلولی تاثیر می‌گذارد.

ورنوز در این باره توضیح می‌دهد: "میکروتوبول‌ها نیاز به ایجاد اتصالات پایدار با کروموزوم‌ها برای هم تراز کردن و جدا کردن آن‌ها دارند، اما این اتصالات نیز باید به اندازه کافی انعطاف پذیر باشند تا به موقع اصلاح شوند تا از هر گونه خطا در طول جداسازی جلوگیری شود. میکروتوبول‌ها در سلول‌های سرطانی سطح پایینی از TTLL۱۱ دارند که آن‌ها را بیش از حد پایدار می‌کند در نتیجه از تفکیک کروموزوم‌ها در حضور خطاهای اتصال که منجر به سلول‌های آنوپلوئید خواهد شد حمایت می‌کند. باید نشان داده شود که آیا این مکانیزمی است که توسط سلول‌های سرطانی برای رشد و تولید تنوع از طریق خطاهای تفکیک کروموزوم تصادفی مورد بهره برداری قرار می‌گیرد یا خیر. این کار به منزله کشف راه‌های هیجان انگیز جدیدی برای تحقیق است. "تنظیم دینامیک میکروتوبول‌ها برای تشکیل دوک میتوزی و جداسازی پایدار کروموزوم‌ها بسیار کلیدی است. در این مطالعه نشان داده شد که پلی‌گلوتامیلاسیون، یک اصلاح پس از ترجمه میکروتوبول‌ها دوکی، برای تعریف دینامیک آن‌ها در محدوده مورد نیاز برای جداسازی کروموزوم بدون خطا ضروری است. TTLL۱۱ به‌عنوان یک آنزیم محرک پلی‌گلوتامیلاسیون میکروتوبول‌ها در میتوز شناسایی شد و نشان داده شد که کاهش سطح TTLL۱۱ در سلول‌های انسانی یا جنین‌های موشی، پایداری جداسازی کروموزومی را به خطر می‌اندازد و رشد اولیه جنینی را مختل

می‌کند. در سیتوپلاسم بیان بیش از حد TTLL۱۱ در میکروتوبول‌های اینترفاز بسیار فعال است که نشان می‌دهد TTLL۱۱ یک آنزیم مستقل است که نیازی به عوامل اضافی برای فعال سازی ندارد. داده‌های این مطالعه مکانیسمی را برای اطمینان از پایداری ژنوم در سلول‌های طبیعی نشان می‌دهد که در سلول‌های سرطانی که به طور سیستماتیک TTLL۱۱ را کاهش می‌دهند، در معرض خطر است. این داده‌ها نشان‌دهنده یک ارتباط مستقیم بین تنظیم پویایی میکروتوبول‌ها، پلی‌گلوتامیلاسیون میکروتوبول‌ها و دو ویژگی برجسته سلول‌های تومور، آنپلوئیدی و بی‌ثباتی کروموزومی (CIN) است. پژوهشگران طی بررسی مدل های سرطان های پستان، کبد و لوسمی دریافتند که ترکیب ATO-ATRA آنزیمی به نام Pin۱ را از بین می برد.

این آنزیم نقشی کلیدی در تنظیم شبکه های ارسال سیگنال سرطان ایفا می کند و بیش از ۴۰ پروتئین که تومورهای سرطانی را تغذیه می کنند، فعال کرده، در شرایطی که بیش از ۲۰ پروتئین که به طور معمول رشد تومور را سرکوب می کنند، مسدود می سازد.فعالیت آنزیم Pin۱ در بیشتر انواع سرطان بیش از حد است، به ویژه در سلول های بنیادی سرطان که رشد تومور را هدایت کرده و اغلب می تواند کلید مقاومت سرطان به درمان های سنتی باشد. دانشمندان مشاهده کردند که آرسنیک تری اکسید با Pin۱ پیوند تشکیل می دهد و فعالیت آن را مسدود ساخته و در نهایت منجر به از بین رفتن آنزیم می شود. در همین حال، اسید رتینوئیک تمام ترانس نیز با آنزیم Pin۱ پیوند تشکیل داده و آن را تخریب می کند و جذب آرسنیک تری اکسید توسط سلول ها را تسهیل و افزایش می دهد. این به افزایش بیان یک پروتئین خاص در غشاهای سلولی منتج می شود که جذب آرسنیک تری اکسید توسط سلول

را تقویت می کند. هنگام آزمایش با حضور موش هایی که برای عدم بیان آنزیم Pin۱ مهندسی شده بودند، پژوهشگران مشاهده کردند که این جوندگان به واقع در برابر سرطان مقاوم هستند. این حیوانات با هیچ اثر ناخوشایندی به واسطه مسدود شدن بیان آنزیم برای تقریبا نیمی از طول عمرشان مواجه نشدند که نشان می دهد هدف قرار دادن آنزیم Pin۱ می تواند رویکردی بی خطر باشد.

دارو درمانی هدفمند در سرطان

درمان های رایج برای سرطان مانند جراحی، شیمی درمانی و یا پرتودرمانی علاوه بر از بین بردن سلول‌های سرطانی، بر سلول‌های سالم نیز تأثیر گذاشته و عوارض جانبی ناخواسته ای را ایجاد می کند. درمان هدفمند سرطان روشی تخصصی است که با هدف حمله به سلول‌های سرطانی و جلوگیری از آسیب به سلول‌های سالم بدن طراحی شده است. در سلول‌های سرطانی، ژن‌ها، پروتئین‌ها و آنزیم‌های منحصر به فردی وجود دارد که در سلول‌های افراد به طور طبیعی بیان نمی‌شوند. دانشمندان دریافته اند که هر یک از این تفاوت‌ها می تواند به طرق مختلف در درمان هدفمند سرطان مورد استفاده قرار گیرد. دارودرمانی هدفمند از همان ابتدا نشان داد که در کنار سایر روش‌های رایج در درمان سرطان، می تواند نقش مهمی در درمان بیماران داشته باشد. از طرفی با پیشرفت روز افزون علم، هر روز نقاط هدف جدیدی برای پیشرفت این راهکار درمانی ارائه می‌شود. دارو درمانی هدفمند می‌تواند از طریق مکانیسم‌هایی مانند ممانعت از رگ‌زایی، تغییر در سیگنالینگ سلولی، تغییر در عملکرد پروتئین‌ها، القا آپوپتوز و تحریک سیستم ایمنی فرد (ایمونوتراپی) منجر به مرگ سلول‌های سرطانی به طور اختصاصی شود.

مهارکننده‌های رگ‌زایی نوعی درمان هدفمند بوده که از طریق مسدود کردن سیگنال‌های شیمیایی سلول‌ها مانند (VEGF) که نقش کلیدی در تشکیل و تغذیه عروق خونی جدید دارند، مانع از تشکیل رگ‌های خونی جدید در اطراف سلول سرطانی می‌شود و سبب اختلال در خون رسانی به بافت تومور می گردد. برخی از داروهای مهارکننده رگ‌زایی شامل بواسیزوماب (آواستین)، سورافنیب (نکساوار) و

سونیتینیب (سوتنت) می باشند. مهارکننده‌های انتقال سیگنال :داروهای مهار کننده انتقال سیگنال رایج ترین داروهای درمان هدفمند سرطان هستند. این دسته سیگنال‌های سلولی را که سبب تقسیم بیش از حد سلول ها می شوند مختل کرده و عملکرد سلول های سرطانی را تغییر می‌دهند. از داروهای این دسته می توان از داروی ایماتینیب (Gleevec) برای درمان سرطان خون و تراستوزوماب (Herceptin)برای درمان سرطان سینه نام برد.

مهارکننده های پروتئازوم :مسیر پروتئازوم یوبیکوئیتین باعث تخریب بسیاری از پروتئین های تنظیم کننده چرخه سلولی می شود. داروهای مهار کننده پروتئازوم عملکرد طبیعی سلول را از طریق تداخل در تخریب سیکلین‌ها و پروتئین‌های تنظیم‌کننده چرخه سلولی در سلول‌های بدخیم مختل کرده و سبب مرگ سلول های سرطانی می شوند از داروهای این دسته می توان به داروی بورتزومیب که برای درمان مولتیپل میلوما استفاده می شود، نام برد. سلول‌های سرطانی اغلب باعث اختلال در فرآیند طبیعی آپوپتوز می شوند. القاء کننده های آپوپتوز باعث می شوند سلول های سرطانی از طریق القا مرگ طبیعی سلولی از بین بروند. یکی از داروهای این دسته بورتزومیب (Velcade) بوده که برای درمان سرطان خون استفاده می شود.

تحریک سیستم ایمنی :این داروها از سیستم ایمنی بدن فرد برای از بین بردن سلول های سرطانی استفاده می کنند. برخی از آن‌ها سیستم ایمنی را تقویت کرده و برخی دیگر سلول های تومور را علامت گذاری می کنند FDA .درمان های هدفمند را برای بیش از ۱۵ نوع سرطان از جمله سرطان سینه، پروستات، روده بزرگ و ریه تایید کرده است.

به طور کلی، ترکیبات مورد استفاده در دارو درمانی هدفمند را می‌توان به دو دسته تقسیم کرد:

مولکول‌های کوچک :(Small Molecule) این مولکول ها به راحتی درون سلول‌ها نفوذ کرده ، به هدف مشخصی که درون سلول دارند متصل می شوند و عملکرد آن را تغییر می‌دهند. مانند مهارگرهای آنزیمی که معمولاً از ترکیبات کوچکی تشکیل شده‌اند و پس از ورود به سلول، به جایگاه فعال آنزیم متصل شده و از عملکرد آن جلوگیری می‌کنند. به عنوان مثال، ایماتینیب (Gleevec) با مسدود کردن سیگنال‌هایی که منجر به رشد سلول‌های تومور می شوند، برای درمان لوسمی میلوژن مزمن (CML) تجویز می شود.

مونوکلونال آنتی بادی :(Monoclonal Antibody) این آنتی بادی ها با اهداف متفاوتی به سلول‌های سرطانی اتصال می‌یابند آنها به اهدافی خارج از سلول ها یا در اطراف آنها حمله کرده و از این طریق به سلول پیغام مرگ می‌دهند. برخی از این آنتی‌بادی‌ها با وصل‌شدن به سلول‌های سرطانی، آن‌ها را علامت‌گذاری کرده تا توسط سلول‌های ایمنی راحت‌تر شناسایی و نابود شوند و به این طریق سبب پاسخ بهتر سیستم ایمنی شده تا سلول‌های سرطانی را به طور مؤثرتری پیدا کرده و به آنها حمله کنند. نمونه ای از mAb که به این روش عمل می کند ریتوکسیماب (Mabthera) است که برای درمان لوسمی لنفوسیتی مزمن (CLL) و برخی از انواع لنفوم غیر هوچکین استفاده می شود. درمان هدفمند برای بیمارانی که جهش های خاصی به دلیل هرگونه تغییر در DNA سلول توموری رخ می دهد، استفاده می شود. این تغییرات با آزمایش های مرتبط با تومور مارکرها قابل اندازه گیری است و می تواند شامل جهش افزودن، حذف یا بازآرایی (fusion) قسمت هایی از DNA باشد. نشانگرهای زیستی (Biomarkers) یا تومور مارکرها یک شاخص قابل اندازه گیری بوده که اغلب توسط سلول های سرطانی یا سلول های طبیعی در پاسخ به سرطان

ساخته می شوند. این نشانگرها می توانند پروتئین ها، آنتی ژن ها و یا سایر قسمت های سلول تومور باشند. تومور مارکرها معمولا به دو صورت یافت می شوند: تومور مارکرهای در گردش و تومور مارکرهای بافت تومور. تومور مارکرهای در گردش در خون، ادرار، مدفوع یا سایر مایعات بدن برخی از بیماران مبتلا به سرطان یافت می شوند. تومور مارکر های بافت تومور نیز در نمونه‌هایی از سلول‌هایی که در طول بیوپسی از تومور برداشته می‌شوند وجود دارند.قبل از شروع درمان هدفمند سرطان، سلول‌های سرطانی فرد به طور دقیق مورد بررسی و آزمایش قرار می‌گیرند، ابتدا مولکول خاصی که در آن سلول‌ها دچار تغییر شده است مشخص شده و سپس با توجه به تغییرات سلول های سرطانی، ترکیب دارویی خاصی که می‌تواند اختصاصا به آن مولکول متصل شده و عملکرد آن را تحت تاثیر قرار دهد، انتخاب می شود. تست های سنجش تومور مارکر ها برای تشخیص وجود این نشانگرها در بدن استفاده می شود. این آزمایش‌ها می‌توانند به تخمین پیش‌آگهی، تعیین مرحله سرطان، تشخیص بهبود کامل بیماری یا عود سرطان و ارزیابی عملکرد درمان کمک کنند. با این حال، افزایش سطح تومور مارکر به تنهایی برای تشخیص سرطان کافی نیست. نتایج حاصل از اندازه‌گیری نشانگرهای تومور برای درمان موثر تر معمولاً با نتایج آزمایش‌های دیگر، مانند بیوپسی یا تصویربرداری، برای تشخیص سرطان ترکیب می‌شود. بنابراین، برای اتخاذ بهترین و اختصاصی‌ترین راهکار، لازم است ابتدا افراد از نظر مثبت یا منفی بودن یکسری تومور مارکر های خاص مورد بررسی قرار گیرند. لازم به ذکر است که افراد تنها در حالتی می‌توانند از متدهای مختلف دارو درمانی هدفمند استفاده کنند که سلول های سرطانی آنها دارای تومور مارکر مربوطه بوده یا به اصطلاح نسبت به آن تومور مارکر مربوطه مثبت باشند.در سال‌های اخیر دارورسانی هدفمند به تنهایی و در کنار ایمونوتراپی، روند بهبود بیماران سرطان ریه را به شکل قابل توجهی متحول کرده است. با این حال مطالعات بیشتری به دلیل بروز مقاومت

در دارو درمانی هدفمند و تفاوت در پاسخ ایمونولوژیک افراد در رابطه با درمان سرطان نیاز می باشد. پیشرفت در اشکال مختلف این روش درمان و یافتن هدف های جدید در دارو درمانی سرطان می تواند بیش از پیش نوید بخش زندگی بهتر برای بیماران و تقبل هزینه های کمتر برای جوامع بشری باشد.

منابع

خرمی زاده، م ر.، فلک، ر.، ۱۳۸۸، *مبانی واصول مقدماتی تکنیک‌های کشت سلولی*،تهران:دانشگاه علوم پزشکی تهران،ص.۱۵۰-۱۲۵.

رضایی، ز.، جعفری، س. م. ر.، ۱۳۸۶، *داروهای ضدسرطان (مکانیسم عمل و شیمی دارویی)*، تهران : انتشارات تیمورزاده-نشر طبیب، صص.۱۴-۱۱و۷۸-۶۴.

سیامک نژاد، ف.، ۱۳۷۲، *داروهای ضدسرطان واصول شیمی درمانی آن*، تهران: واحد علمی شرکت دارویی کشور-چاپ حدیث ،فصل سوم، ص. ۱۵۶-۱۱۴.

شیبانی، خ. م.، مرتضوی، ح.، آزاده، پ.، ۱۳۸۳، *تغییر میزان بروز سرطان در طی ۵۸ سال گذشته در ایران*، نشریه جراحی ایران، شماره۱۲(۳۱)، ص.۲۵-۳۰.

صفائیان، ش.، آسمار، م.، فرهمند، م.،۱۳۸۳، *بررسی تاثیر عصاره سیتوتوکسیک استخراج شده از باکتری استرپتومیسیس گریزکولوآلبوس بر روی سلول‌های سرطان اپیدرموئید دهان انسان(KB)*، مجله دانشگاه علوم پزشکی و خدمات بهداشتی درمانی شهید صدوقی یزد، شماره۱۲(۲)،ص. ۸۰.

صفائیان، ش.، نوحی، ا.، عریان، ش.، آسمار، م.، روستائیان، ع.، ۱۳۸۱، *بررسی مرجان نرم Simularia erecta از خلیج فارس و مطالعه تاکسونومیک سویه‌ای باکتری استرپتومیست تولید کننده ترکیب سیتوتوکیسک جدا شده از آن*،مجله علوم دریایی ایران،شماره ۲ ،ص.۵۱-۵۹.

کاتزونگ، ب. ج.، دهپور، ا.،شکیب، آ.،حبیبی، ش.، بینا، پ.، ۱۳۸۹، *فارماکولوژی پایه وبالینی ۲۰۰۹*، تهران: اندیشه رفیع ،ص.۱۱۳۶-۱۱۷۰.

محقق، ف.، همتا، ا.، شریعت زاده، م. ع.، ۱۳۸۷، *بررسی سرطان های شایع در استان مرکزی نظام ثبت آن در سال های ۱۳۸۰-۱۳۸۵ در مقایسه با آمار کشوری*، مجله علمی پژوهشی علوم پزشکی اراک، شماره ۱۱ (۲)، ص.۸۴-۹۳.

محمدی پناه، ف.، ۱۳۸۶،*غربالگری و جداسازی اکتینومیست های کمیاب مولد ترکیبات میکروبی خاک*.پایان نامه کارشناسی ارشد میکروبیولوژی، دانشگاه تهران، دانشکده زیست شناسی، ص۲۶.

نورایی، س. م.، سجادی، س. ع.، ملک زاده، ر.، محققی، م. ح.، موسوی جراحی، ع.، قربانی، آ.، پارکین، د.، ۱۳۸۵، *رخداد سرطان در ایران یک تخمین بین المللی*، مجله نظام پزشکی جمهوری اسلامی ایران، شماره۱(۲۴)،ص. ۴۸-۵۶.

فرانوش ، محمد ، حقیقی، منصوره ، حاجی‌حسینی، رضا ، پرولنه، وثوق ، فلاح‌آزاد، وحید ، مهرور ، عظیم هدایتی‌اصل، امیر عباس، قربانی، راهب ، آئینه ، عطیه، بهزادی، مهین، بررسی اثرات تزریق ال-آسپارژیناز بر فعالیت پروتئین‌های ضد انعقادی و پلاکت ها در بیماران مبتلا به لوسمی لنفوبلاستیک حاد، کومش، جلد ۱۲, شماره ۲ ، جلد ۱۲، شماره ۲ (پیاپی ۳۸)، زمستان ۱۳۸۹

موری، بندر، بوتام، کننلی، رودوول، ویل، بیوشیمی هارپر، ترجمه دکتر رامین رفیعی و دکتر خسرو سبحانیان، انتشارات ارجمند، ۱۳۸۹.

Alapati, K., Muwa, V., ۲۰۱۳, *Evaluation of bioactive compounds produced by Nocardia levis MK-VL_113& Streptomyces tendae TK VL_333 for cytotoxic activity*, j Med Res, Vol.۱۳۷, No.۲, p. ۳۹۱-۳۹۳.

Barakat, R. R., Perelman, R. O., Markman, M., Randall, M.., ۲۰۰۹, *Principles and Practice of Gynecologic Oncology*, Lippincott Williams & Wilkins, a Wolters Kluwer business.

Embley, T., Stackebrendt, e., ۱۹۹٤, *The molecular phylogeny and systematic of the actinomycetes*, Annual Review of Microbiology,Vol.٤٨, p. ۲٥٧-۲٨۹.

Kamangar, F., Dores, G., Anderson, W., ۲۰۰٦, *Patterns of Cancer Incidence, Mortality, and Prevalance Across Fine Continents:Defining Priorties to Reduce Cancer Disparities in Different Geographic Regions of the World*. J Cin Oncol, Vol. ۲٤, No ۱۴, . ۲۱۳۷-۲۱۵۰.

Katz, E., Goss, W.A., ۱۹٥۹, *Controlled Biosynthesis of Actinomycin with Sarcosine*, J.F. Berry and V. P. Whittaker , Vol. ۷۳, p. ٤٥٨-٤٦٥.

Lee, E., [et al.], ۲۰۰٥, *Amaster regulator sigma governs osmotic and oxidative response as well as differentiation via a net work of sigma factors in Streptomyces coelicolor,* Molecular Microbiology ,Vol. ٥٧, p. ۱۲٥۲-۱۲٦٤.

Li, J., Li, L., Tian, Y., Niu, G.,Tan, H., ۲۰۱۱, *Hybrid antibiotics with the nikkomycin nucleoside and polyoxin peptidyl moieties*, Metabolic Engineering, Vol. ۱۳, Issue ۳, p. ۳۳٦-۳٤٤.

Li, X., Tang, J., Gao, H.,Ding, R., Li, J., Hong, K., Yao, X., ۲۰۱۱, *A new staurosporin analog from Actinomycetes streptomycessp.(172614)*, Jurnal of Asian Natural Products research, vol. ۱۳, No. ۸, p.۷٦۷-۷٦۹.

Lieber, M., Smith, B., Szakal, A., Nelson-Rese, W., Todaro, G., ۱۹۷٦, *A continuous tumor-cell line from a human lung carcinoma with properties of type II alveolar epithelial cells*, INT J Cancer, Vol. ۱۷, No. ۱, p. ٦۳-۷۰.

National Cancer Institute, ۱۹۹۹, *What you need to know about lung cancer*,Issue ۹۹, Part ۱٥٥۳ of NIH publication.

Nobili, S.,[et al.], ۲۰۰۹, *natural compound for cancer treatment and prevention,* Pharmacological Research,Vol. ٥۹, p. ۳٦٥-۳۷۸.

Olano, C., Mendez, C., Salas, J., ۲۰۰۹, *Antitumor Compounds from Marine Actinomycetes*. Mar Drugs, Vol. ۷, p. ۲۱۰-۲٤۸.

Schleissner, C., [et al.], ۲۰۱۱, *Antitumor Actinopyranones Produced by Streptomyces albus por-04-15-053 isolated from amarine sediment* ,j.not prod ,Vol. ۷٤, p. ۱٥۹۰-۱٥۹٦.

Shaaban, K., Srinivasan, S., Kumar, R., Damodaran, S., Rohr, J., ۲۰۱۱, *Landomycins P-W, Cytotoxic Agucyclines from Streptomyces cyanogenus S-136*, J.Nat. Prod, Vol. ۷٤, p. ۲-۱۱.

Solanki, R., Khanna, M., Lal, R., ۲۰۰۸, *Bioactive compounds from marine actinomycetes,* Indian J. Microbiol, Vol. ٤۸, p. ٤۱۰-٤۳۱.

Stackebrandt, E., Rainey, F. A., Ward-Rainy, N.L., ۱۹۹۷, Proposal for a new hierarchic classification system, Actinobacteria classis nov., International jurnal of systematic bacteriology,Vol. ٤٧,p ٤٧٩-٤٩١.

Taha A., Alsayed H., ۲۰۰۰, *Brine Shrimp Bioassay of Ethanol Extracts of Sesuvium verrucosum .Salsola baryosma and Zygophyllum quatarense Medicinal plants from Bahrain,* Phytotherpy Reserch, Vol. ١٤, p. ٤٨-٥٠.

Usha Rakshanya, J., Hemashenpagam, N., Kanchana, Devi, D., ۲۰۱۱,١٤٨-١٥٦.

Valdimir B., ١٩٩٤, *Microbial primary and secondary metabolism. In bioactive secondary metabolites of microorganisms,* elsevier publication.

Mattiuzzi C, Lippi G. Current cancer epidemiology. J Epidemiol Glob Health ۲۰۱۹;۹:۲۱۷-۲۲.

Chen YC, Hunter DJ. Molecular epidemiology of cancer. CA Cancer J Clin ۲۰۰٥;٥٥:٤٥-٥٤.

Kim C, Kim B. Anti-cancer natural products and their bioactive compounds inducing ER stress-mediated apoptosis: A review. Nutrients ۲۰۱۸;۱۰:۱۰۲۱.

Munkley J, Elliott DJ. Hallmarks of glycosylation in cancer. Oncotarget ۲۰۱٦;۷:۳٥٤۷۸-۸۹.

McGranahan N, Rosenthal R, Hiley CT, Rowan AJ, Watkins TBK, Wilson GA, et al. Allele-specific HLA loss and immune escape in lung cancer evolution. Cell ٢٠١٧;١٧١:١٢٥٩-٧١.e١١.

Bugelski PJ, Volk A, Walker MR, Krayer JH, Martin P, Descotes J. Critical review of preclinical approaches to evaluate the potential of immunosuppressive drugs to influence human neoplasia. Int J Toxicol ٢٠١٠;٢٩:٤٣٥-٦٦.

Ben-Eliyahu S, Page GG, Schleifer SJ. Stress, NK cells, and cancer: Still a promissory note. Brain Behav Immun ٢٠٠٧;٢١:٨٨١-٧.

Mravec B, Tibensky M, Horvathova Ľ. Psychoneuroimmunology of cancer - recent findings and perspectives. Klin Onkol ٢٠١٨;٣١:٣٤٥-٥٢.

Godby RC, Johnson DB, Williams GR. Immunotherapy in older adults with cancer. Curr Oncol Rep ٢٠١٩;٢١:٥٦.

Yokuş B, Cakır DU. Kanser biyokimyası. Dicle Universitesi Veteriner Fakultesi Dergisi ٢٠١٢;١:٧-١٨.

Hanahan D, Weinberg RA. The hallmarks of cancer. Cell ٢٠٠٠;١٠٠:٥٧-٧٠.

Chene G, Lamblin G, Le Bail-Carval K, Beaufils E, Chabert P, Gaucherand P, et al. Lucy's cancer(s): A prehistorical origin? Gynecol Obstet Fertil ٢٠١٦;٤٤:٦٩٠-٧٠٠.

Ganapathy-Kanniappan S. Linking tumor glycolysis and immune evasion in cancer: Emerging concepts and

therapeutic opportunities. Biochim Biophys Acta Rev Cancer ۲۰۱۷;۱۸۶۸:۲۱۲-۲۰.

Liberti MV, Locasale JW. The Warburg effect: How does it benefit cancer cells? Trends Biochem Sci ۲۰۱٦;٤۱:۲۱۱-۸.

Tomar N, De RK. A brief outline of the immune system. Methods Mol Biol ۲۰۱٤;۱۱۸٤:۳-۱۲.

Barbaros MB, Dikmen M. Kanser immunoterapisi. Erciyes Universitesi Fen Bilimleri Enstitusu Fen Bilimleri Dergisi ۲۰۱٥;۳۱:۱۷۷-۸۲.

Edwards J, Ferguson PM, Lo SN, Pires da Silva I, Colebatch AJ, Lee H, et al. Tumor mutation burden and structural chromosomal aberrations are not associated with T-cell density or patient survival in acral, mucosal, and cutaneous melanomas. Cancer Immunol Res ۲۰۲۰;۸:۱۳٤٦-٥۳.

Motz GT, Coukos G. Deciphering and reversing tumor immune suppression. Immunity ۲۰۱۳;۳۹:٦۱-۷۳.

Kruger S, Ilmer M, Kobold S, Cadilha BL, Endres S, Ormanns S, et al. Advances in cancer immunotherapy ۲۰۱۹ - latest trends. J Exp Clin Cancer Res ۲۰۱۹;۳۸:۲٦۸.

Barnes TA, Amir E. HYPE or HOPE: the prognostic value of infiltrating immune cells in cancer. Br J Cancer ۲۰۱۷;۱۱۷:٤٥۱-٦۰.

Pardoll D. Cancer and the immune system: Basic concepts and targets for intervention. Semin Oncol ٢٠١٥;٤٢:٥٢٣-٣٨.

Sayour EJ, Mitchell DA. Manipulation of innate and adaptive immunity through cancer vaccines. J Immunol Res ٢٠١٧;٢٠١٧:٣١٤٥٧٤٢.

Dunn GP, Old LJ, Schreiber RD. The immunobiology of cancer immunosurveillance and immunoediting. Immunity ٢٠٠٤;٢١:١٣٧-٤٨.

Ogracyzk E, Kowalewicz-Kulbat M, Wawrocki S, Fol M. Immunosuppression - tough ally in torrid time. Postepy Hig Med Dosw (Online) ٢٠١٥;٦٩:١٢٩٩-٣١٢.

Ozer Z, Selvi O. Cerrahi girişimler ve immunsupresyon. Maltepe Tıp Dergisi ٢٠١٤;٦:١-٤.

Nduom EK, Weller M, Heimberger AB. Immunosuppressive mechanisms in glioblastoma. Neuro Oncol ٢٠١٥;١٧ Suppl ٧:vii٩-vii١٤.

Parker KH, Beury DW, Ostrand-Rosenberg S. Myeloidderived suppressor cells: Critical cells driving immune suppression in the tumor microenvironment. Adv Cancer Res ٢٠١٥;١٢٨:٩٥-١٣٩.

Herber DL, Nagaraj S, Djeu JY, Gabrilovich DI. Mechanism and therapeutic reversal of immune suppression in cancer. Cancer Res ٢٠٠٧;٦٧:٥٠٦٧-٩.

Takeuchi Y, Nishikawa H. Roles of regulatory T cells in cancer immunity. Int Immunol ۲۰۱٦;۲۸:٤۰۱-۹.

Hesterberg RS, Cleveland JL, Epling-Burnette PK. Role of polyamines in immune cell functions. Med Sci (Basel) ۲۰۱۸;٦:۲۲.

Nakamura K, Smyth MJ. Targeting cancer-related inflammation in the era of immunotherapy. Immunol Cell Biol ۲۰۱۷;۹٥:۳۲٥-۳۲.

Francis DM, Thomas SN. Progress and opportunities for enhancing the delivery and efficacy of checkpoint inhibitors for cancer immunotherapy. Adv Drug Deliv Rev ۲۰۱۷;۱۱٤:۳۳-٤۲.

Dalaklioğlu S. İmmunosupresif ilac duzeylerinin değerlendirilmesi ve klinik onemi. Turkiye Klinikleri J Hem Onc-Special Topics ۲۰۱۲;٥:٥۲-٦٤.

Emadi A, Jones RJ, Brodsky RA. Cyclophosphamide and cancer: golden anniversary. Nat Rev Clin Oncol ۲۰۰۹;٦:٦۳۸-٤۷.

DeZern AE, Petri M, Drachman DB, Kerr D, Hammond ER, Kowalski J, et al. High-dose cyclophosphamide without stem cell rescue in ۲۰۷ Medicine (Baltimore) ۲۰۱۱;۹۰:۸۹-۹۸.

Monteran L, Erez N. The dark side of fibroblasts: Cancer-associated fibroblasts as mediators of immunosuppression in the tumor microenvironment. Front Immunol ۲۰۱۹;۱۰:۱۸۳٥.

Tauriello DVF, Palomo-Ponce S, Stork D, Berenguer- Llergo A, Badia-Ramentol J, Iglesias M, et al. TGFβ drives immune evasion in genetically reconstituted colon cancer metastasis. Nature ۲۰۱۸□۵۵۴:۵۳۸-۴۳.

Leszczyńska K, Namiot A, Cruz K, Byfield F, Won E, Mendez G, et al. Potential of ceragenin CSA-13 and its mixture with pluronic F-127 as treatment of topical bacterial infections. Journal of applied microbiology. 2011;110(1):229-38.

Flowers LO, Subramaniam PS, Johnson HM. A SOCS-1 peptide mimetic inhibits both constitutive and IL-6 induced activation of STAT3 in prostate cancer cells. Oncogene. 2005;24(12):2114-20.

Bairoch A, Apweiler R, Wu CH, Barker WC, Boeckmann B, Ferro S, et al. The universal protein resource (UniProt). Nucleic Acids Research. 2005;33(suppl 1):D154-D9.

Klein R, Nanduri V, Jing S, Lamballe F, Tapley P, Bryant S, et al. The trkB tyrosine protein kinase is a receptor for brain-derived neurotrophic factor and neurotrophin-3. Cell. 1991;66(2):395.

Klein R, Lamballe F, Bryant S, Barbacid M. The< i> trk</i> B tyrosine protein kinase is a receptor for neurotrophin-4. Neuron. 1992;8(5):947-56.

Barbacid M. Neurotrophic factors and their receptors. Current opinion in cell biology. 1995;7(2):148-55.

Hill M, Hawksworth G, Tattersall G. Bacteria, nitrosamines and cancer of the stomach. British journal of cancer. 1973;28(6):562.

Issenberg P, editor. Nitrite, nitrosamines, and cancer. Federation proceedings; 1976.

Huang EJ, Reichardt LF. Neurotrophins: roles in neuronal development and function. Annual review of neuroscience. 2001;24:677.

Goodness TP, Albers KM, Davis FE, Davis BM. Overexpression of nerve growth factor in skin increases sensory neuron size and modulates Trk receptor expression. European Journal of Neuroscience. 2006;9(8):1574-85.

HICKS RR, LI C, ZHANG L, DHILLON HS, PRASAD MR, SEROOGY KB. Alterations in BDNF and trkB mRNA levels in the cerebral cortex following experimental brain trauma in rats. Journal of neurotrauma. 1999;16(6):501-10.

Siwak DR, Carey M, Hennessy BT, Nguyen CT, McGahren Murray MJ, Nolden L, et al. Targeting the epidermal growth factor receptor in epithelial ovarian cancer: current knowledge and future challenges. Journal of oncology. 2009;2010.

Thiele CJ, Li Z, McKee AE. On Trk—the TrkB signal transduction pathway is an increasingly important target in cancer biology. Clinical cancer research. 2009;15(19):5962-7.

Vanhecke E, Adriaenssens E, Verbeke S, Meignan S, Germain E, Berteaux N, et al. Brain-derived neurotrophic factor and neurotrophin-4/5 are expressed in breast cancer and can be targeted to inhibit tumor cell survival. Clinical cancer research. ۲۰۱۱ ۱۷(۷):۱۷۴۱-۵۲.

Tang H, Arnold RJ, Alves P, Xun Z, Clemmer DE, Novotny MV, et al. A computational approach toward label-free protein quantification using predicted peptide detectability. Bioinformatics. 2006;22(14):e481-e8.

Waldmann TA. Monoclonal antibodies in diagnosis and therapy. Science (New York, NY). 1991;252(5013):1657.

Adams GP, Weiner LM. Monoclonal antibody therapy of cancer. Nature biotechnology. 2005;23(9):1147-57.

Karacay H, Brard P-Y, Sharkey RM, Chang C-H, Rossi EA, McBride WJ, et al. Therapeutic advantage of pretargeted radioimmunotherapy using a recombinant bispecific antibody in a human colon cancer xenograft. Clinical cancer research. ۲۰۰۵□۱۱(۲۱):۷۸۷۹–۸۵.

Jagannath C, Lindsey DR, Dhandayuthapani S, Xu Y, Hunter RL, Eissa NT. Autophagy enhances the efficacy of BCG vaccine by increasing peptide presentation in mouse dendritic cells. Nature medicine. 2009;15(3):267-76.

Marr AK, Gooderham WJ, Hancock RE. Antibacterial peptides for therapeutic use: obstacles and realistic outlook. Current opinion in pharmacology. 2006;6(5):468-72.

Cohen J. Bioinformatics—an introduction for computer scientists. ACM Computing Surveys (CSUR). 2004;36(2):122-58.

Aoki-Kinoshita KF. An introduction to bioinformatics for glycomics research. PLoS computational biology. 2008;4(5):e1000075.

Huang EJ, Reichardt LF. Trk Receptors: Roles in Neuronal Signal Transduction. Annual review of biochemistry. 2003;72(1):609-42.*

Yamada K, Mizuno M, Nabeshima T. Role for brain-derived neurotrophic factor in learning and memory. Life sciences. 2002;70(7):735-44.

Castrén E, Rantamäki T. The role of BDNF and its receptors in depression and antidepressant drug action: Reactivation of developmental plasticity. Developmental neurobiology. 2010;70(5):289-97.

Hyman C, Hofer M, Barde Y-A, Juhasz M, Yancopoulos GD, Squinto SP, et al. BDNF is a neurotrophic factor for dopaminergic neurons of the substantia nigra. Nature. 1991;350(6315):230-2.

Pruunsild P, Kazantseva A, Aid T, Palm K, Timmusk T. Dissecting the human BDNF locus: Bidirectional transcription, complex splicing, and multiple promoters. Genomics. 2007;90(3):397-406.

Maisonpierre PC, Belluscio L, Squinto S, Ip NY, Furth ME, Lindsay RM, et al. Neurotrophin-3: a neurotrophic factor related to NGF and BDNF. Science (New York, NY). 1990;247(4949 Pt 1):1446.

Egan MF, Kojima M, Callicott JH, Goldberg TE, Kolachana BS, Bertolino A, et al. The BDNF val66met polymorphism affects activity-dependent secretion of BDNF and human memory and hippocampal function. Cell. 2003;112(2):257-70.

Monteleone P, Zanardini R, Tortorella A, Gennarelli M, Castaldo E, Canestrelli B, et al. The 196G/A (val66met) polymorphism of the BDNF gene is significantly associated with binge eating behavior in women with bulimia nervosa or binge eating disorder. Neurosci Lett. 2006 Oct 2;406(1-2):133-7.

Foltynie T, Lewis SG, Goldberg TE, Blackwell AD, Kolachana BS, Weinberger DR, et al. The BDNF Val 66 Met polymorphism has a gender specific influence on planning ability in Parkinson's disease. Journal of neurology. 2005;252(7):833-8.

Dempster E, Toulopoulou T, McDonald C, Bramon E, Walshe M, Filbey F, et al. Association between BDNF val66 met genotype and episodic memory. American Journal of Medical Genetics Part B: Neuropsychiatric Genetics. 2005;134(1):73-5.

Street GC, Aires AABBB, Town C, Melbourne KKKLM. Introduction to bioinformatics. 2002.

Jones NC, Pevzner PA. An introduction to bioinformatics algorithms: MIT press; 2004.

Quirke P. Introduction to Flow Cytometry. Journal of Clinical Pathology. 1992;45(3):275.

Watson JV. Introduction to flow cytometry: Cambridge University Press; 2004.

Schroeder GM, SWARTZENDRUBER DE. Introduction to flow cytometry: University of Colorado at Colorado Springs; 1988.

Marti GE, Stetler-Stevenson M, Bleesing JJ, Fleisher TA, editors. Introduction to flow cytometry. Seminars in hematology; 2001: Elsevier.

Ormerod MG. Flow cytometry: Wiley Online Library; 2006.

Dennis-Sykes CA, Miller WJ, McAleer WJ. A quantitative Western Blot method for protein measurement. Journal of biological standardization. 1985;13(4):309-14.

Ripley BD. The R project in statistical computing. MSOR Connections The newsletter of the LTSN Maths, Stats & OR Network. 2001;1(1):23-5.

Smith CA, Kortemme T. Predicting the tolerated sequences for proteins and protein interfaces using RosettaBackrub flexible backbone design. PLoS One. 2011;6(7):e20451.

Davis IW, Leaver-Fay A, Chen VB, Block JN, Kapral GJ, Wang X, et al. MolProbity: all-atom contacts and structure validation for proteins and nucleic acids. Nucleic Acids Research. 2007;35(suppl 2):W375-W83.

http://web.expasy.org/protparam/.

De Vries SJ, Van Dijk M, Bonvin AM. The HADDOCK web server for data-driven biomolecular docking. nature protocols. 2010;5(5):883-97.

Wallace AC, Laskowski RA, Thornton JM. LIGPLOT: a program to generate schematic diagrams of protein-ligand interactions. Protein Eng. 1995 Feb;8(2):127-34.

DeLano WL. The PyMOL molecular graphics system. 2002.

DeLano WL. PyMOL. San Carlos, CA: DeLano Scientific. 2002.

Ito Y, Yamamoto M, Li M, Mitsuma N, Tanaka F, Doyu M, et al. Temporal expression of mRNAs for neuropoietic cytokines, interleukin-11 (IL-11), oncostatin M (OSM), cardiotrophin-1 (CT-1) and their receptors (IL-11Rα and OSMRβ) in peripheral nerve injury. Neurochemical research. 2000;25(8):1113-8.

Labouyrie E, Dubus P, Groppi A, Mahon FX, Ferrer J, Parrens M, et al. Expression of neurotrophins and their receptors in human bone marrow. The American journal of pathology. 1999;154(2):405-15.

Pearse RN, Swendeman SL, Li Y, Rafii D, Hempstead BL. A neurotrophin axis in myeloma: TrkB and BDNF promote tumor-cell survival. Blood. 2005;105(11):4429-36.

Desmet C, Peeper D. The neurotrophic receptor TrkB: a drug target in anti-cancer therapy? Cellular and molecular life sciences. 2006;63(7):755-9.

Marchetti A, Felicioni L, Pelosi G, Del Grammastro M, Fumagalli C, Sciarrotta M, et al. Frequent mutations in the neurotrophic tyrosine receptor kinase gene family in large cell neuroendocrine carcinoma of the lung. Human mutation. 2008;29(5):609-16.

Zhang Z, Han L, Liu Y, Liang X, Sun W. Up-regulation of Tropomyosin related kinase B contributes to resistance to detachment-induced

apoptosis in hepatoma multicellular aggregations. Molecular biology reports. 2009;36(5):1211-6.

Zirrgiebel U, Ohga Y, Carter B, Berninger B, Inagaki N, Thoenen H, et al. Characterization of TrkB Receptor-Mediated Signaling Pathways in Rat Cerebellar Granule Neurons: Involvement of Protein Kinase C in Neuronal Survival. Journal of neurochemistry. ۱۹۹۵ - ۶۵(۵):۲۲۴۱-۵۰.

Islam O, Loo TX, Heese K. Brain-derived neurotrophic factor (BDNF) has proliferative effects on neural stem cells through the truncated TRK-B receptor, MAP kinase, AKT, and STAT-3 signaling pathways. Current Neurovascular Research. 2009;6(1):42-53.

Le Belle JE, Orozco NM, Paucar AA, Saxe JP, Mottahedeh J, Pyle AD, et al. Proliferative neural stem cells have high endogenous ROS levels that regulate self-renewal and neurogenesis in a PI3K/Akt-dependant manner. Cell stem cell. 2011;8(1):59-71.

Encinas M, Iglesias M, Llecha N, Comella J. Extracellular-Regulated Kinases and Phosphatidylinositol 3-Kinase Are Involved in Brain-Derived Neurotrophic Factor-Mediated Survival and neuritogenesis of the Neuroblastoma Cell Line SH-SY5Y. Journal of neurochemistry. ۲۰۰۲-۷۳(۴):۱۴۰۹-۲۱.

Gaiddon C, Loeffler J, Larmet Y. Brain-Derived Neurotrophic Factor Stimulates AP-1 and Cyclic AMP-Responsive Element Dependent Transcriptional Activity in Central Nervous System Neurons. Journal of neurochemistry. 1996;66(6):2279-86.

Zuccato C, Ciammola A, Rigamonti D, Leavitt BR, Goffredo D, Conti L, et al. Loss of huntingtin-mediated BDNF gene transcription in Huntington's disease. Science. 2001;293(5529):493-8.

Kunugi H, Ueki A, Otsuka M, Isse K, Hirasawa H, Kato N, et al. A novel polymorphism of the brain-derived neurotrophic factor (BDNF) gene associated with late-onset Alzheimer's disease. Molecular psychiatry. 2001;6(1):83.

Baxter GT, Radeke MJ, Kuo RC, Makrides V, Hinkle B, Hoang R, et al. Signal transduction mediated by the truncated trkB receptor isoforms, trkB. T1 and trkB. T2. The Journal of neuroscience. 1997;17(8):2683-90.

Nakagawara A, Azar CG, Scavarda NJ, Brodeur GM. Expression and function of TRK-B and BDNF in human neuroblastomas. Molecular and cellular biology. 1994;14(1):759-67.

Knüsel B, Hefti F. K-252 Compounds: Modulators of Neurotrophin Signal Transduction. Journal of neurochemistry. 2006;59(6):1987-96.

Nagappan G, Lu B. Activity-dependent modulation of the BDNF receptor TrkB: mechanisms and implications. Trends in neurosciences. 2005;28(9):464-71.

Evans AE, Kisselbach KD, Liu X, Eggert A, Ikegaki N, Camoratto AM, et al. Effect of CEP-751 (KT-6587) on neuroblastoma xenografts expressing TrkB. Medical and pediatric oncology. 2001;36(1):181-4.

Ho R, Eggert A, Hishiki T, Minturn JE, Ikegaki N, Foster P, et al. Resistance to chemotherapy mediated by TrkB in neuroblastomas. Cancer research. 2002;62(22):6462-6.

Zhang L, Hu Y, Sun C, Huang J, Chu Z. Brain-derived neurotrophic factor promotes the secretion of MMP-9 in human myeloma cell through modulation of nucleus factor-kappaB]. Zhonghua xue ye xue za zhi= Zhonghua xueyexue zazhi. 2008;29(4):243.

Nguyen N, Lee SB, Lee YS, Lee K-H, Ahn J-Y. Neuroprotection by NGF and BDNF against neurotoxin-exerted apoptotic death in neural stem cells are mediated through Trk receptors, activating PI3-kinase and MAPK pathways. Neurochemical research. 2009;34(5):942-51.

Baldelli P, Forni PE, Carbone E. BDNF, NT-3 and NGF induce distinct new Ca2+ channel synthesis in developing hippocampal neurons. European Journal of Neuroscience. 2008;12(11):4017-32.

Pirogova E, Istivan T, Gan E, Cosic I. Advances in methods for therapeutic peptide discovery, design and development. Curr Pharm Biotechnol. 2011 Aug;12(8):1117-27.

Dancik V, Addona TA, Clauser KR, Vath JE, Pevzner PA. De novo peptide sequencing via tandem mass spectrometry. Journal of Computational Biology. 1999;6(3-4):327-42.

Siegel R, Ward E, Brawley O, Jemal A. Cancer statistics, 2011. CA: A Cancer Journal for Clinicians. 2011;61(4):212-36.

Rodu B, Cole P. The fifty-year decline of cancer in America. Journal of clinical oncology. 2001;19(1):239-41.

McPhee SJ, Papadakis MA, Rabow MW. Current medical diagnosis & treatment 2010: McGraw-Hill Medical; 2010.

Armstrong B, Doll R. Environmental factors and cancer incidence and mortality in different countries, with special reference to dietary practices. International Journal of Cancer. 1975;15(4):617-31.

Ames BN. Identifying environmental chemicals causing mutations and cancer. Jurimetrics J. 1979;20:326.

Huang EJ, Wilkinson GA, Fariñas I, Backus C, Zang K, Wong SL, et al. Expression of Trk receptors in the developing mouse trigeminal ganglion: in vivo evidence for NT-3 activation of TrkA and TrkB in addition to TrkC. Development. 1999;126(10):2191-203.

Lim D-S, Hasty P. A mutation in mouse rad51 results in an early embryonic lethal that is suppressed by a mutation in p53. Molecular and cellular biology. 1996;16(12):7133-43.

Wittekind C, Compton CC, Greene FL, Sobin LH. TNM residual tumor classification revisited. Cancer. 2002;94(9):2511-6.

Varricchio CG. A cancer source book for nurses: Jones & Bartlett Learning; 2004.

Miller A, Hoogstraten B, Staquet M, Winkler A. Reporting results of cancer treatment. Cancer. 1981;47(1):207-14.

Strong LC. Genetic etiology of cancer. Cancer. 2006;40(S1):438-44.

Lingeman C. Etiology of cancer of the human ovary: a review. Journal of the National Cancer Institute. 1974;53(6):1603.

Kufe DW, Pollock RE, Weichselbaum RR, Bast RC, Gansler TS, Holland JF, et al. Holland-Frei cancer medicine. 2003.

Alfreda L, Claudiab S, Svend G, Norbertd G, Peterb K. Complementary and alternative treatment methods in children with cancer: A population-based retrospective survey on the prevalence of use in Germany. Eur J Cancer. 2008;44:2233-40.

Aina OH, Sroka TC, Chen ML, Lam KS. Therapeutic cancer targeting peptides. Peptide Science. 2002;66(3):184-99.

Lien S, Lowman HB. Therapeutic peptides. Trends in biotechnology. ۲۰۰۳ – ۲۱(۱۲):۵۵۶–۶۲.

Shadidi M, Sioud M. Selective targeting of cancer cells using synthetic peptides. Drug resistance updates. 2003;6(6):363-71.

Zhang B, Zhang Y, Wang J, Zhang Y, Chen J, Pan Y, et al. Screening and identification of a targeting peptide to hepatocarcinoma from a phage display peptide library. Molecular Medicine. 2007;13(5-6):246.

Press OW, Eary JF, Appelbaum FR, Martin PJ, Badger CC, Nelp WB, et al. Radiolabeled-antibody therapy of B-cell lymphoma with

autologous bone marrow support. New England Journal of Medicine. 1993;329(17):1219-24.

Shu Y-Z. Recent natural products based drug development: a pharmaceutical industry perspective. Journal of natural products. ۱۹۹۸ - ۶۱(۸):۱۰۵۳-۷۱.

Vlieghe P, Lisowski V, Martinez J, Khrestchatisky M. Synthetic therapeutic peptides: science and market. Drug discovery today. 2010;15(1):40-56.

Gordon EM, Kerwin JF. Combinatorial chemistry and molecular diversity in drug discovery: Wiley-Liss New York; 1998.

Crawford M, Woodman R, Ferrigno PK. Peptide aptamers: tools for biology and drug discovery. Briefings in Functional Genomics & Proteomics. 2003;2(1):72-9.

Saxena SK, Saxena S, Saxena R, Arvinda M, Swamy AG, Nair MP. Emerging Trends, Challenges and Prospects in Antiviral Therapeutics and Drug Development for Infectious Diseases. Electronic Journal of Biology. 2010;6(2):26-31.

Struewing JP, Hartge P, Wacholder S, Baker SM, Berlin M, McAdams M, et al. The risk of cancer associated with specific mutations of BRCA1 and BRCA2 among Ashkenazi Jews. New England Journal of Medicine. 1997;336(20):1401-8.

Ford D, Easton D, Stratton M, Narod S, Goldgar D, Devilee P, et al. Genetic heterogeneity and penetrance analysis of the BRCA1 and BRCA2 genes in breast cancer families. The Breast Cancer Linkage Consortium. American journal of human genetics. 1998;62(3):676.

Levine AJ. The tumor suppressor genes. Annual review of biochemistry. 1993;62(1):623-51.

Kerr JF, Winterford CM, Harmon BV. Apoptosis. Its significance in cancer and cancer therapy. Cancer. 1994;73(8):2013-26.

Osborne C, Wilson P, Tripathy D. Oncogenes and Tumor Suppressor Genes in Breast Cancer: Potential Diagnostic and Therapeutic Applications. The Oncologist. 2004;9(4):361.

Latif F, Tory K, Gnarra J, Yao M, Duh F-M, Orcutt ML, et al. Identification of the von Hippel-Lindau disease tumor suppressor gene. Science (New York, NY). 1993;260(5112):1317.

Miyashita T, Krajewski S, Krajewska M, Wang HG, Lin H, Liebermann DA, et al. Tumor suppressor p53 is a regulator of bcl-2 and bax gene expression in vitro and in vivo. Oncogene. 1994;9(6):1799.

Palombella VJ, Rando OJ, Goldberg AL, Maniatis T. The ubiquitin-proteasome pathway is required for processing the NF-kappa B1 precursor protein and the activation of NF-kappa B. Cell. 1994;78(5):773.

Pagano M, Tam SW, Theodoras AM, Beer-Romero P, Del Sal G, Chau V, et al. Role of the ubiquitin-proteasome pathway in regulating

abundance of the cyclin-dependent kinase inhibitor p27. Science (New York, NY). 1995;269(5224):682.

Ehrlich M. Cancer-linked DNA hypomethylation and its relationship to hypermethylation. DNA Methylation: Development, Genetic Disease and Cancer. 2006:251-74.

Choi SH, Worswick S, Byun HM, Shear T, Soussa JC, Wolff EM, et al. Changes in DNA methylation of tandem DNA repeats are different from interspersed repeats in cancer. International Journal of Cancer. 2009;125(3):723-9.

Shao C, Lacey M, Dubeau L, Ehrlich M. Hemimethylation footprints of DNA demethylation in cancer. Epigenetics. 2009;4(3):165-75.

BOZKURT C, BOZKURT S, ARDA N, ERTEM AU, ŞAHİN G, YÜKSEK N, et al. P16 and p27 tumor suppressor gene methylation status in childhood Wilms tumor cases. TurkJMedSci. 2011;41(4):633-8.

Suzuki Y, Tamura G, Satodate R, Fujioka T. Infrequent Mutation of p53 Gene in Human Renal Cell Carcinoma Detected by Polymerase Chain Reaction Single-strand Conformation Polymorphism Analysis. Cancer science. 1992;83(3):233-5.

Hicke BJ, Stephens AW, Gould T, Chang Y-F, Lynott CK, Heil J, et al. Tumor targeting by an aptamer. Journal of Nuclear Medicine. 2006;47(4):668-78.

Nagant C, Tré-Hardy M, El-Ouaaliti M, Savage P, Devleeschouwer M, Dehaye J-P. Interaction between tobramycin and CSA-13 on clinical isolates of Pseudomonas aeruginosa in a model of young and mature biofilms. Applied microbiology and biotechnology. 2010;88(1):251-63.

Vincenti MP, Clark IM, Brinckerhoff CE. Using inhibitors of metalloproteinases to treat arthritis. Easier said than done? Arthritis & Rheumatism. 1994;37(8):1115-26.

Middlemas D, Lindberg R, Hunter T. trkB, a neural receptor protein-tyrosine kinase: evidence for a full-length and two truncated receptors. Molecular and cellular biology. 1991;11(1):143-53.

Chao MV. The p75 neurotrophin receptor. Journal of neurobiology. ۲۰۰۴؛۲۵(۱۱):۱۳۷۳-۸۵.

Banfield MJ, Naylor RL, Robertson AG, Allen SJ, Dawbarn D, Brady RL. Specificity in Trk receptor: neurotrophin interactions: the crystal structure of TrkB-d5 in complex with neurotrophin-4/5. Structure. 2001;9(12):1191-9.

Wiesmann C, De Vos A. Nerve growth factor: structure and function. Cellular and molecular life sciences. 2001;58(5):748-59.

McInnes C, Sykes BD. Growth factor receptors: structure, mechanism, and drug discovery. Peptide Science. 1998;43(5):339-66.

Barbacid M. The Trk family of neurotrophin receptors. Journal of neurobiology. 2004;25(11):1386-403.

Hariri AR, Goldberg TE, Mattay VS, Kolachana BS, Callicott JH, Egan MF, et al. Brain-derived neurotrophic factor val66met polymorphism affects human memory-related hippocampal activity and predicts memory performance.

The Journal of neuroscience. 2003;23(17):6690-4.

Martinowich K, Manji H, Lu B. New insights into BDNF function in depression and anxiety. Nature neuroscience. 2007;10(9):1089-93.

Scotto, J, Fears, T.R, Fraumeni , J.r. Solar radiation. In: Schottenfeld D, Fraumeni JF Jr, eds: Cancer Epidemiology and Prevention. 2nd Ed. New York, NY: Oxford University Press; 1996; 355-72.

Vogelstein B, Kinzler KW. Cancer genes and the pathways they control. Nat Med. 2004; 10(8): 789-99.

Vogelstein B, Fearon ER, Hamilton SR, Kern SE, et al. Genetic alterations during colotectal- tumor development. N Engl J Med. ۱۹۸۸- 319(9): 525-532.

Hanahan D, Weinberg RA. The hallmarks of cancer. Cell. 2000; 100:57-70.

Hanahan D, Weinberg RA. The hallmarks of cancer. Cell. 2000; 100(1):57-70.

Sonnenschein C, Soto AM. Theories of carcinogenesis: an emerging perspective. Semi Cancer Biol. 2008; 18(5): 372-7.

Pakin DM. The global health burden of infection-associated cancers in the years 2002. Int J Cancer.2006; 118(12) : 3030-44.

National RC. Committee to Assess Health Risks from Exposure to Low Levels of Inoizing Radiation: BEIR VII Phase 2. Washington. 2011.

Fazel R, Krumholz HM, Wang R, et al. Exposure to Low-dose ionizing radiation from medical imaging procedures. N Engl J Med. 2009; 361(9): 849-57.

William WN Jr, Heymach JV, Kim ES, et al. Molecular targets for cancer chemoprevention. Nat Rev Drug Discov. 2009; 8(3): 213-25.

Seto M, Honma K, Nakagawa M. Diversity of genome profiles in malignant lymphoma. Cancer Science. 2010; 101: 573-578.

Staal SP, Huebner k, Croce CM, Parsa N, et al. The akt-1 proto oncogene maps to human chromosome 14, band q32, a site of chromosome rearrangement in some hematopoietic neoplasma. Journal of Genomics. 1988; 2: 96-98.

Park M, Testa JR, Blair DG, Parsa N, et al. Two rearranged Met alleles on chromosome 7 to other

markers tightly linked to cystic fibrosis. Proceeding of the National Academy of Sciences, USA. 1988; 85: 2667-2671.

Offit K, Parsa N, Jhanwar SC, Filippa DA, et al. t(9;14)(p13;q32): Denotes a subset of low to intermediate grade B-cell Non-Hodgkin's

lymphoma. Journal of the American Society of Hematology(Blood). 1992; 80:45-60.

Parsa N, Gaidano G, Mukherjee AB, Hauptschein RS, et al. Cytogenetic and molecular analysis of 6q deletions in Burkitt's lymphoma cell lines. Journal of Genes, Chromosomes & Cancer. 1994; 9(1): 13-18.

Papanicolaou GJ, Parsa N, Meltzer PS, Trent JM. Assignments of interferon gama receptor(INFGR1) to human chromosome bands 6q24.1→q 24.2 by Fluorescent In Situ hybridization. Journal of Cytogenetics and Cell Genetics. 1997; 76: 181-182.

Cigudosa JC, Parsa N, Louie DC, Filippa DA, et al. Cytogenetic analysis of 363 consecutively ascertained diffuse large B-cell lymphomas. Journal of Genes, chromosoma & Cancer. 1999; 25: 123-133.

Shtivelman E, Lifshitz B, Gale RP, Canaani E. Fused transcript of abl and bcr genes in chronic myelogenous leukemia. Nature. 1985; 315: 550-554.

Druker BJ, Talpaz M, Resta DJ, et al. Efficacy and safety of a specific inhibitor of the BCR-ABL tyrosine kinase in chronic myeloid leukemia. N Engl J Med. 2001; 344: 1031-1037.

Joensuu H, Dimitrijevic S. Tyrosine kinase inhibitor imatinib (STI571) as an anticancer agent for solid tumours. Ann Med. 2001; 33: 451-455.

King CR, Kraus MH, Aaronson SA. Amplification of a novel v-erbB-related gene in a human mammary carcinoma. Science. 1985; 229: 974-976.

Heinrich MC, Blanke CD, Druker BJ, Corless CL. Inhibition of KIT tyrosine kinase activity: a novel molecular approach to the treatment of KIT-positive malignancies. J Clin Oncol. 2002; 20: 1692-1703.

Thomas RK, et al. High-throuphut oncogene mutation profiling in human cancer. Nature Genetics. 2007; 39: 347-351.

Weinstein IB, Joe AK. Mechanisms of disease: Oncogene addiction-arationale for molecular targeting in cancer theraphy. Nature Clinical Practice Oncology. 2006; 3: 448-457.

Qingyi W, Li L, Chen D. DNA Repair, Genetic Instability, and Cancer. World Scientific. ISBN. 2007; 981-270-014-5.

Hogervorst FB, et al. "Large genomic deletions and duplications in the BRCA1 gene identified by a novel quantitative method". Cancer Res. 2003; 63 (7): 1449–1453.

Friedenson B. "A theory that explains the tissue specificity of BRCA1/2 related and other hereditary cancers". Journal of Medicine and Medical Sciences. 2010; 1 (8): 372–384.

Tonin PN, Serova O, Lenoir G, Lynch H, et al. "BRCA1 mutations in Ashkenazi Jewish women". American Journal of Human Genetics. 1995; 57 (1): 189.

Narod SA, Foulkes WD. "BRCA1 and BRCA2: 1994 and beyond". Nature Reviews on Cancer. 2004; 4 (9): 665–676.

Wei Q, Lei L, Chen D. DNA Repair, Genetic Instability and cancer. World scientific. 2007; 270-014.

Fesik SW, Shi Y. "Controlling the caspases". Science. 2001; 294 (5546): 1477–1478.

Murphy KM, Ranganathan V, Farnsworth ML, Kavallaris M, et al. "Bcl-2 inhibits Bax translocation from cytosol to mitochondria during drug-induced apoptosis of human tumor cells". Cell Death Differ. 2000; 7 (1): 102–111.

Santos A, Susin SA, Daugas E, Ravagnan L, et al. "Two Distinct Pathways Leading to Nuclear Apoptosis". Journal of Experimental Medicine. 2000; 192 (4): 571–580.

Zhou GP, Doctor K. Subcellular location prediction of apoptosis proteins. PROTEINS: Structure, Function, and Genetics. 2003; 50: 44-48.

Thompson CB. Apoptosis in the pathogenesis and treatment of disease. Science. 1995; 267(5203): 1456-62

Nagata S. Apoptosis DNA fragmentation. Exp. Cell Res. 2000; 256(1): 12-8.

Matlashewski G, Lamb P, Pim D, Peacock J, et al. "Isolation and characterization of a human p53 cDNA clone: expression of the human p53 gene". **EMBO J. 3 (13): 3257–3262.**

May P, May E. Twenty years of p53 research: structural and functional aspects of the p53 protein. Oncogene. 1999; 18: 7621–7636.

McBride OW, Merry D, Givol D. "The gene for human p53 cellular tumor antigen is located on chromosome 17 short arm (17p13)". **Proc. Natl. Acad. Sci. U.S.A. 1986; 83 (1): 130–134.**

Isobe M, Emanuel BS, Givol D, Oren M, Croce CM. "Localization of gene for human p53 tumour antigen to band 17p13". Nature. 1986; ۳۲۰ (۶۰۵۷): ۸۴ – ۸۵.

Hollstein M, Sidransky D, Vogelstein B, Harris CC. "p53 mutations in human cancers". Science. 1991; 253 (5015): 49–53.

Koshland DE. "Molecule of the year". Science. 1993; 262 (5142): 1953.

Baak JP, Path FR, Hermsen MA, Meijer G, et al. Genomics and proteomics in cancer. Eur J Cancer. 2003; 39: 1199-1215.

Scarpa A, Moore PS, Rigaud G, Meenestrina F. Genetic in primary mediastinal B-cell lymphoma: an updata. Leukemia & Lymphoma. 2001; 411(2): 47-53.

Collins F. The human genome project and beyond. US-Department of energy. 2003; 3.

Pollak JR, Perou CM, Alizadeh AA, Eisen MB, et al. Genome-wide analysis of DNA copy-number changes using Cdna microarrays. Nature Genet. 2003; 23: 41-46.

Kashiwagi H, Uchida K. Genome- wide profiling of gene amplification and deletion in cancer. Human Cell. 2003; 13: 135-141.

Albertson DG, Pinkel D. Genomic microarrays in human genetic disease and cancer. Hum Mol Genet. 2003; 12: 145-52.

Mohr S, Leikauf GD, Keith G, Rihn BH. Microarrays as cancer keys: an array of possibilities. J Clin Oncology. 2002; 20: 3165-3175.

Tachdjian G, Aboura A, Lapierre JM, Viguei F. Cytogenetic analysis from DNA by comparative genomic hybridization. Ann Genet. 2002; 43: 147-154.